AF358137

LA
PUÉRICULTURE

OU

LA SCIENCE D'ÉLEVER HYGIÉNIQUEMENT

ET

PHYSIOLOGIQUEMENT LES ENFANTS.

Des maux de nos enfants voulez-vous triompher
Mères, c'est au berceau qu'il faut les cultiver

Par A. CARON.

Docteur en médecine de la Faculté de Paris, Médecin des prisons de la Seine,
Membre de la Société de médecine pratique, de la Société
académique de l'Oise, et de plusieurs Sociétés médicales françaises et étrangères.

DEUXIÈME ÉDITION

ROUEN

IMPRIMERIE E. ORVILLE, RUE DE LA VICOMTE.

1866.

PRÉFACE.

Le traité de la Puériculture, que nous soumettons aujourd'hui à l'appréciation du public et des médecins, est une de ces innovations scientifiques et plus particulièrement pratiques, dont le XIXe siècle pourra se glorifier, si, comme nous l'espérons, il vient combler cette immense lacune que les siècles précédents ont laissée dans l'éducation philosophique et surtout physiologique de l'homme dans l'état social.

Nous ne nous sommes jamais dissimulé toutes les difficultés que nous pourrions rencontrer dans la réalisation d'un système d'éducation, qui vient révolutionner toute les consciences, briser des points de vue plus faux les uns que les autres, sur la manière d'élever hygiéniquement et physiogéniquement les enfants.

Nous avons de suite compris que notre tâche était d'autant plus périlleuse, qu'il nous fallait lutter avec de vieilles routines, avec d'anciens préjugés, que le temps, a, on peut le dire, plus profondément stéréotypés. Si nous ne craignions pas de blesser les susceptibilités médicales, nous nous permettrions presque d'ajouter, que la science, par son inertie, son indifférence, s'est trop souvent constituée, le défenseur complaisant de ces pratiques antiphysiologiques.

Pour en donner une preuve toute récente, nous transcrirons ici textuellement la réponse du secrétaire-général, de la réuniondes délégués des Sociétés savantes des provinces, séant à la Sorbonne le 1er avril 1864.

D. Monsieur, la question de puériculture portée au programme est elle donc définitivement écartée?

R *Le Secrétaire de la séance.* — Monsieur, c'est le mot. M. le Président ne peut donner la parole sur cette question qui pourrait provoquer l'hilarité dans la réunion, etc,. etc.

Quelque temps après, au mois de novembre de la même année, au moment d'ouvrir nos conférences, l'autorité elle-même, susceptibilisée du néologisme de la puériculture, nous mettait en demeure de lui fournir des explications, sur la forme et le fond de ces nouvelles études, quand enfin, Son Excellence M. le ministre de l'Instruction publique, mieux édifié sur la substance des questions, qui composait le nouvel enseignement que nous nous proposions d'ériger en corps de doctrine, nous libella, le 11 janvier 1865, l'autorisation d'ouvrir, au cercle des Sociétés savantes, quai Malaquais, 3, un cours public de *Puériculture*.

Le 28 décembre 1865, l'autorité entièrement rassurée sur la portée de ces doctrines philosophiques et moralisatrices, nous a, de nouveau, conféré le privilège de faire un cours public, *d'enseignement supérieur, sur l'éducation des jeunes enfants (La Puériculture).*

Cette succession d'autorisations diversement formulées, ne laisse pas que de confirmer toutes les péripéties par lesquelles nous avons dû passer pour réaliser une œuvre qui, à l'heure qu'il est, réclame encore un dévouement et une persévérance incalculables.

Jusqu'à ce jour, les praticiens se sont réellement trop exclusivement retranchés, dans de puériles abstentions, qui n'ont jamais eu d'autre raison que l'indifférence et le manque d'appréciations particulières ; chacun d'eux se croyant autorisé à les nier, sous le spécieux prétexte, que dans un tel ordre de choses, la nature peut et doit toujours se suffire à elle-même.

Mais aussi, qui ne comprendra immédiatement que l'on ne saurait impunément méconnaître l'influence des terrains, des saisons et des climats, sur la nature des fruits que l'on peut cultiver, dans telle ou telle localité. Autant alors vaudrait-il refuser l'autorité de toutes ces observations laborieusement recueillies, qui composent la science agricole, horticole, etc.

L'homme, comme les autres animaux, constitue une classe d'êtres particuliers qui ne peuvent aussi se reproduire, se maintenir en santé, qu'à la condition de suivre sérieusement et très-longtemps, certaines règles d'hygiène qui résument toute la science de la physiologie ; et, malgré les assertions spéculatives de ceux, qui prétendent qu'il s'élève autant d'individus en dehors des lois et conditions physiologiques, nous persistons à proclamer, que la santé, la constitution, les aptitudes physiques et morales de l'homme ne peuvent résulter, que de la bonne et légitime éducation des premières années de l'existence, de l'observation la plus sévère des lois de la puériculture proprement dite.

L'expérience de chaque jour ne démontre-t-elle pas surabondamment, les éventualités maladives présentes ou futures, auxquelles sont exposés ces malheureux enfants, que leurs mères, leurs nourrices, prétendent élever à leur caprice ; souvent à la fantaisie de tout le monde.

Comment d'autre part, vouloir aussi se refuser à admettre, que le métier de nourrice puisse être le seul pour lequel toute notion, toute étude préliminaire soit indifférente, inutile ; à côté de tant d'autres professions physiques, manuelles, industrielles qui ne s'acquièrent que par un apprentissage ?

Si parce qu'une femme est mère, elle doit recevoir de l'auteur de toutes choses, la science intuitive, la prescience maternelle , il faut aussi admettre qu'un riche propriétaire possède toutes les conditions qui caractérisent un habile et savant agriculteur. Ce qui n'empêche trop communément l'un et l'autre de payer fort cher, les tentatives qu'ils sont forcés de faire à leurs propres dépends, ou à celui de leurs enfants et de leurs élèves.

C'est d'ailleurs dans ces hésitations, dans ces imprudentes pratiques, que réside la source, la cause la plus active de cette effrayante mortalité qui décime les deux tiers de la population, laisse les autres sous le coup d'altérations organiques constitutionnelles, diathésiques, qui ne peuvent manquer de se transmettre de générations en générations ; ce qui justifie toutes les déclamations que l'on professe sur la dégénérescence progressive et rapide de l'espèce humaine au xix⁰ siècle.

Ne craignons pas d'ajouter, que c'est encore par la *puériculture* qu'il deviendra possible de remédier efficacement un jour, à toutes ces aberrations physiologiques, préparées et entretenues par l'ignorance des mères et des nourrices, et protégées par l'indifférence des praticiens.

Si parfois la susceptibilité de nos confrères se trouvait tant soit peu mise en cause par nos affirmations, nous les inviterions à faire un petit retour sur le passé, et nous leur demanderions très-franchement, s'ils ne sont pas eux-mêmes aussi victimes, plus que coupables!

Quelle est la clinique d'accouchement, officielle ou privée, dans laquelle l'élève, soit médecin, soit sage-femme, est directement appelé à pratiquer ces minutieux détails de nettoiement et d'habillement de l'enfant. Dans l'immense majorité des cas, l'enfant, aussitôt débarrassé des liens naturels qui le rattachaient à sa mère, est emporté dans l'office loin des yeux des élèves; confié aux soins d'une infirmière ou d'une personne préposée à cet effet, et il ne reparait que pour être donné à sa mère, alors que les élèves sont partis. Aucun d'eux n'a par conséquent pu s'initier, à ces petits détails domestiques, qui, il est vrai, appartiennent plus à l'hygiène des nouveau-nés ou de la première enfance, qu'à la *puériculture* proprement dite. Aussi, combien de jeunes médecins, très-forts en obstétrique, ont, au début de leur pratique civile, compris le vide qui existait dans leur éducation médicale. Combien d'entre eux, après avoir suivi religieusement les cliniques de la pathologie infantile, s'être scrupuleusement attachés à préciser le diagnostic d'une affection particulière à cet âge, ont regretté de n'être pas mieux renseignés sur ces données préliminaires, sur ces détails pratiques, qu'il leur faut alors, et pour cause, accepter tels qu'ils existent, sans pouvoir les réformer.

C'est donc à ce titre que nous pouvons supposer notre travail digne de l'attention de nos confrères. Si d'autre part, nous nous croyons obligé d'invoquer leur indulgence, c'est qu'ils comprendront facilement, qu'une œuvre de ce genre, ne se réalise pas en un jour, et qu'au milieu des obligations incessantes d'une clientèle assez active, on se trouve forcément condamné à suspendre et à reprendre sa rédaction; nouvelle circonstance capable de justifier le défaut d'homogénéité qui peut çà et là, se rencontrer dans la forme comme dans le fond.

Il nous siérait d'ailleurs fort mal de prétendre à la perfection, dans la réalisation d'un aussi gigantesque projet, conçu et exécuté dans de telles conditions. Mais au moins, aurons-nous le mérite de l'initiative, et l'espoir de voir des collègues plus autorisés, plus faconds, reprendre et compléter ce que le temps ne nous a permis que d'ébaucher.

Si nous donnons à cette publication le titre de deuxième édition, c'est qu'en réalité, c'est la reproduction complétée du cours que nous avons déjà offert à nos lecteurs, dans le *Courrier médical* de 1864, et qui a été professé au Cercle des Sociétés savantes du quai Malaquais.

Ce traité, d'un nouveau genre, n'est, à bien considérer, que la traduction théorique et physiologique, des considérations pratiques que contient le Code des jeunes mères, publié en 1860. C'est, en définitive, le texte des conférences hebdomadaires, que nous tenons les mardis et samedis, à huit heures du soir. A raison même de sa destination, nous nous sommes cru obligé, de lui consacrer un style et une simplicité d'expressions, qui le rendent intelligible aux personnes auxquelles nous le proposons comme modèle. Cette condition nous servira d'excuse auprès des spécialistes, des puristes et des critiques les plus sévères, qui comprendront la nécessité dans laquelle nous nous sommes souvent trouvé, de recourir à des circonlocutions, à des périphrases, pour peindre des situations scientifiques, qu'une expression technique aurait immédiatement rendues.

Ce qui ne nous empêche pas encore, de prévenir nos lecteurs, que trop souvent, il nous a fallu céder aux exigences scientifiques et mettre à contribution, certaines expressions consacrées par l'usage, sous peine de dénaturer le sens et la forme, de certaines questions anatomiques et physiologiques ; toutes les fois d'ailleurs, que nous n'avons pu traduire notre pensée par ces expressions métaphoriques, qui nous permettaient de ménager les susceptibilités personnelles. C'est encore pour répondre à ces nouvelles difficultés, que nous avons résolu de donner ci-après, un petit vocabulaire de circonstance, expliquant pour chacun, la valeur des termes scientifiques auxquels nous avons eu recours.

Bien que nous ayons toujours eu pour but, de vulgariser des notions anatomiques et physiologiques, que nous regardons comme indispensables aux jeunes femmes, aux jeunes mères et aux nourrices de profession : dans le but de les convaincre de la nécessité de se soumettre, aux règles de conduite toutes nouvelles, que nous voulons leur imposer, au profit de la santé de leurs nourrissons : nous nous sommes toujours attaché aussi, à sauvegarder les lois physiologiques, dans leurs rapports avec la science d'observation : celles, en définitive, qui doivent être la règle de conduite de tous les praticiens. Car nous ne nous sommes jamais dissimulé, que le succès de notre œuvre ne pouvait tenir qu'à l'intervention médicale toute entière ; que c'était par conséquent en justifiant scientifiquement nos considérations théoriques, que nous pourrions amener les praticiens, à partager notre sévérité, et les engager à propager ces nouvelles doctrines.

Et quand de toutes parts on se récrie sur les causes de la mortalité des enfants, sur les altérations de tout genre, sur les affections diathésiques constitutionnelles, (rachitisme, scorphulisme, herpetisme, arthritisme), etc., qui abaissent dit-on, de jour en jour, le niveau biogénique de notre société du XIX° siècle ; peut-on bonnement s'arrêter à croire, que c'est dans des cours cliniques, de pathologie, que l'on remédiera à toutes ces aberrations physiogéniques.

N'est-il pas plus logique, plus philosophique, de supposer, que c'est réellement et rationnellement, dans l'étude de la *puériculture*, que l'on trouvera le remède à cette détérioration progressive des générations, à l'amélioration radicale du sort des nouveau-nés.

Si tant d'efforts de notre part ne conduisent

pas directement au but que nous nous proposons, au moins aurons-nous ouvert la voie, nous aurons appelé l'attention des pionniers de la science, nous aurons tracé le premier plan de cette éducation physiologique ; et plus tard, les administrations, les économistes, les philanthropes, à même d'en sonder les profondeurs ; finiront par reconnaître et apprécier les avantages de cette nouvelle éducation de la femme et de la véritable mère-nourrice. C'est alors aussi, que l'on pourra peut-être inscrire au seuil de la salle de conférence, cette légende :

Que la puériculture, est à la santé et à la constitution des enfants, ce que l'agriculture est à la fertilité du sol, à la qualité des fruits.

Nous tenons aussi à prévenir nos lecteurs, des raisons qui ont conduit à restreindre notre volume, aux limites qu'il présente.

Si nous nous sommes montré sobre d'observations, c'est que certains de nous adresser tout particulièrement aux mères et aux nourrices, il convenait de préciser les considérants sans s'étendre inconsidérément sur des détails, qui, fort importants pour des praticiens, seraient peut-être devenus fatiguants, pour des personnes étrangères à la science.

Notre plus ardent désir, dans cette circonstance, étant de ramener les mères et les nourrices, à la pratique la plus rationnelle, la plus physiologique, nous nous sommes cru, dans la nécessité de resserrer autant que possible notre format. afin de le rendre portatif, dans le but aussi, d'encourager tout le monde à le lire du commencement à la fin.

Ce 10 juin 1866.

CARON.

CHAPITRE PREMIER

DÉFINITION.

La Puériculture est la science d'élever les enfants. *(De puer, pueri, enfant, et de cultura, culturæ, culture.)*

Les auteurs classiques ont grammaticalement adopté : *colere Deum,* honorer Dieu ; *colere patrem,* aimer, respecter ses parents ; *colere scientias,* cultiver les sciences.' Nous ne comprendrions pas que l'on s'obstinât à refuser cette nouvelle acception de *colere pueros,* élever, diriger les enfants. Les principes fondamentaux de la syntaxe de Lhomond *(liber petri),* sont aussi scrupuleusement observés dans un cas que dans l'autre. Aussi, nous espérons bien que les susceptibilités de certains anatomistes se dissiperont, et qu'ils consentiront à conserver l'expression de Puériculture, cent fois préférable à celle d'Infanticulture, ou Népiogénie, d'Anthropogénie, les seules qu'il serait à peu près possible de lui substituer.

Les considérations physiologiques qui vont suivre justifieront, d'ailleurs, la légitimité de ce néologisme.

Pour peu que l'on réfléchisse sérieusement à la question qui nous occupe, comment se peut-il que l'on persiste à vouloir conserver la dénomination d'hygiène de la première enfance ou des nouveaux-nés, pour désigner l'ensemble des connaissances nécessaires aux jeunes mères et aux nourrices, pour diriger l'éducation physique des premières années de l'homme?

Quel est le physiologiste, l'anatomiste ou le philosophe qui ne comprendra que, le jour de sa naissance, l'enfant est en possession d'un principe vital, qu'il tient des auteurs de ses jours ; que les appareils, les organes à l'aide desquels il est définitivement condamné à subir les lois physiologiques sont solidaires des conditions physiogéniques du père et de la mère. Et qu'il est alors bien difficile, sinon complétement impossible, de réagir sur les dispositions originelles acquises à ce premier temps de la vie indépendante, libre.

La nécessité d'étudier très-profondément toutes les questions relatives au développement anatomique et physiologique de l'œuf dans le sein maternel, ses conditions de vitalisation par l'acte de la fécondation, sa nutrition *intra utérine* et toutes les transformations physiogéniques qu'il y subit, nous mettrait dans la nécessité de multiplier les désignations respectives de chaque période, telles que d'Ovologie, d'Embryologie, de Fœtologie. Cette surabondance d'expression ne laisserait pas que d'être assez embarrassante. Elle jetterait très-certainement de la confusion dans les esprits. Ajoutons encore qu'il est une foule d'autres questions qui, bien qu'indirectement applicables à l'enfant, sont reléguées dans l'hygiène de la grossesse et des femmes en couche, et généralement ignorées, négligées, tout en faisant véritablement et nécessairement partie de l'éducation maternelle proprement dite.

Du moment où nous les faisons rentrer dans le plan général de direction hygiénique et physiologique, il faut leur réserver un cadre et une qualification toute spéciale.

C'est donc dans le but de simplifier autant que possible le langage et le système d'exposition didactique, que nous nous sommes arrêté à l'expression si pittoresque de Puériculture.

La généralisation du substantif *puer*, nous permettant d'embrasser d'une manière plus logique et plus spécifique l'idée qu'elle sert à caractériser.

En effet, le *puer* des Latins signifie enfant, sans détermination de sexe ni de genre; il représente la plus large, la plus libre des désignations de l'individu auquel on est convenu de réserver le titre d'enfant. Le substantif *infans*, que l'on voudrait lui substituer, ne répondrait certainement pas au but que nous nous proposons, car le *in fari*, qui compose l'*infans, infantis* proprement dit, s'applique plus particulièrement au nouveau-né, à cet être qui ne parle pas encore, et pour lequel le don de la parole sera une acquisition nouvelle, résultant du développement anatomique des organes vocaux, momentanément incomplets.

Qu'il nous suffise, pour l'instant, de faire remarquer que nos études spéciales ne doivent pas seulement se borner à l'éducation de l'*infans*, à sa naissance, jusqu'au jour où il pourra préluder aux premières manifestations physiques du moi, de sa volonté par la parole ; mais que notre système d'observation prétend comprendre l'enfant avant sa naissance et le conduire jusqu'à l'âge de quinze, dix-huit mois et de deux ans, époque à laquelle nous le pouvons , nous le devons croire capable de satisfaire, relativement aux premières fonctions de la vie de relation, puisque déjà, depuis longtemps, il parle, il sent, il pense, il veut et sait l'exprimer ; à cette période que l'on désigne physiologiquement par celle de première dentition, et qui, en effet, nous le représente en possession de ses vingt dents caractéristiques de la première enfance.

Mais ce qui a surtout excité le puritanisme grammatical de nos confrères, c'est l'association du substantif Culture qui, suivant eux, matérialise et surtout dégrade l'homme auquel nous voulons l'appliquer, que ces zélés défenseurs du spiritualisme se rassurent, et s'ils veulent prendre la peine de nous suivre, nous leur fournirons la preuve que l'expression de Culture, appliquée aux facultés de l'âme, aux différentes manifestations du principe immatériel du moi et de la conscience, ne vient pas de nous ; que des hommes du plus grand mérite en théologie comme en philosophie, ont, depuis longtemps, reconnu que le développement et la perfectibilité de ces manifestations intellectuelles et morales, étaient le résultat d'une sorte de gymnastique des appareils, auxquels sont dévolus la faculté de juger, de penser et de se déterminer ; aussi, a-t-on depuis longtemps répété qu'il fallait cultiver l'esprit et le cœur des jeunes gens, les aptitudes, les facultés pour faire des hommes de génie.

En effet, à quoi, se résumerait toutes ces qualités et le principe immatériel de l'âme, sans l'intervention toute matérielle des organes et des appareils qui servent à ses manifestations ; et qui oserait méconnaître l'importance des conditions anatomiques et physiologiques de ces agents de la volonté, dans l'accomplissement et la coordination de ces expressions spiritualistes ?

Or, par quel meilleur procédé veut-on arriver à donner aux organes ces qualités ces aptitudes fonctionnelles autrement qu'en surveillant avec attention et d'une manière incessante, jour par jour, leur mode d'organisation, en favorisant par tous les moyens dont la science dispose, l'édification et le fonctionnement des appareils qui leur servent de base, d'instruments (*mens sana in corpore sano*). Nos confrères ont-ils donc oublié, qu'il existe dans la langue française une foule d'expressions, de mots, dont la signification varie avec l'idée et le sens dans lequel on les emploie, et qu'un grand nombre de ces peintures poétiques dont fourmillent les discours des plus grands orateurs, ne sont souvent prises qu'au sens figuré, philosophique ou métaphorique des expressions qui les traduisent.

Convaincu que toutes les considérations qui précèdent peuvent répondre aux différentes objections qui ont été formulées contre l'expression de Puériculture, nous terminerons cette discussion en résumant ici les termes qui peuvent justifier son intervention toute scientifique, à savoir que la Puériculture est la science qui apprend à élever *physiologiquement les enfants*, et, qu'à ce titre, elle doit embrasser l'étude de toutes les questions de philosophie, d'anatomie, de physiologie, d'hygiène, de physique, de chimie et de météorologie, dont l'application méthodique et raisonnée, peut le plus efficacement concourir au libre et facile développement de l'organisme humain.

Une fois les praticiens, les familles pénétrés de l'importance et de la nécessité de cette nouvelle éducation physique, il ne s'agira plus que de rendre ses études attrayantes, faciles, pour les mères et les nourrices auxquelles elles s'adressent ; pour notre propre compte, nous sommes arrivé depuis plusieurs années, à propager les premiers éléments de cette science par des conférences, des entretiens familiers où, les pièces à la main (pièces anatomiques en cire), nous avons pu justifier les considérations physiologiques et hygiéniques que nous voulons populariser.

Les déductions pratiques auxquels nous ont déjà conduit ces nouvelles études, n'ont pas manqué de modifier nos connaissances physiologiques et pathologiques antérieures ; elles ont ouvert pour nous des horizons inconnus qui doivent très-certainement modifier la thérapeutique des maladies de l'enfance ; ce sont ces appréciations physiologiques qui nous ont amené à formuler la légende aphoristique suivante : *La Puériculture est à la santé des enfants ce que l'agriculture est à la fertilité du sol.*

Dégagée de toutes les interprétations spécieuses que l'on s'était plu à supposer à cette forme d'éducation maternelle, tout le monde comprendra la valeur de cette nouvelle dénomination. Il est certain que toute famille, soucieuse de la santé, de la constitution de ses enfants, s'empressera d'approfondir les détails de ces études physiologiques d'un nouveau genre.

Et pour fournir ici une comparaison qui décide péremptoirement la famille à accepter ces appréciations physiologiques, nous ferons ressortir cette formule fondamentale, qu'en agriculture comme en Puériculture, il faut absolument, avant tout, s'occuper des qualités de la terre autant que de la valeur du fruit à lui confier ; ce qui, dans la circonstance présente, nous conduit naturellement à étudier la santé, la constitution des individus appelés à concourir à la reproduction ; étudier par conséquent la question du mariage dans ses rapports avec la physiologie, avec la morale, avec les lois sociales, chez les différents peuples et suivant les progrès de la civilisation, etc.

CHAPITRE II.

DE L'ÉDUCATION PHYSIOLOGIQUE ET HYGIÉNIQUE DE L'ADOLESCENCE.

Nous serons souvent conduit à présenter l'homme et la femme organisés pour vivre dans une intimité particulière. Cela ressort de leur commune destinée et se justifie en dernière analyse par l'apparition progressive et simultanée d'organes et d'appareils, dont la mise en activité coïncide avec la réalisation d'appétits, d'instincts, dont la satisfaction n'est pas toujours aussi facultative qu'on se plait à le croire communément.

Aussi, revenant à la parole divine qui a dit : « crois-« sez et multipliez, » nous nous croyons plus que jamais, autorisé à étudier les bases et les conditions de cette multiplication à laquelle nous nous plaisons à donner le nom de Puériculture.

Ce qui précède, démontre clairement que la reproduction de l'espèce est subordonnée à un concours de circonstances toutes particulières, qui nous paraissent jusqu'à présent, avoir été beaucoup trop négligées, ou au moins, abandonnées aux préjugés grâce à l'insouciance et à l'ignorance des femmes.

Nous estimons que les réformes désirées ne peuvent s'effectuer, qu'en mettant les jeunes mères en mesure de mieux apprécier la part qu'elles prennent à cette mystérieuse fonction. Comment on doit les y appeler, par une éducation hygiénique et physiologique particulière, leur en faciliter la réalisation par des notions philosophiques spéciales, compatibles avec leur organisation, et surtout aussi avec le respect et la sensibilité qui les caractérisent.

Personne ne contestera la sollicitude que les familles et les hommes de l'art, doivent apporter pour veiller au développement physique de l'un et de l'autre sexe jusqu'à l'époque de la puberté.

Mais est-ce à dire, que ce soit là le terme de notre responsabilité paternelle et médicale ? Bien s'en faut, car, à ce moment, surviennent de nouvelles et beaucoup plus sérieuses questions physiologiques, qu'à notre avis, on abandonne trop facilement, trop imprudemment aux pratiques populaires de l'aveugle empirisme.

Si, par un instinct tout particulier, les aspirations des jeunes filles se concentrent au début de la vie, dans les soins spéciaux qu'elles prodiguent à leurs poupées ; si toutes les aptitudes particulières à cet âge, conduisent ces jeunes filles à se constituer des mères anticipées préludant à la réalisation de leur dévouement naturel, pourquoi essayerions-nous de briser avec ces tendances légitimes, innées ; pourquoi les détournerions nous capricieusement de ces détails instinctifs, pour les entraîner, les appliquer à des travaux hors de leur portée et de leurs propensions physiologiques ? Pourquoi donc, à l'époque critique de la puberté, les tromper sur l'usage des appareils de la génération, sur les attributs et les conséquences de cette organisation spéciale, la présence de la matrice, des ovaires et sur les exigences physiologiques qu'elles leur imposent ?

Apprenons-leur, à l'époque de la première menstruation, que cet ovaire est le réceptacle, la grappe, où sont appendus, disposés tous les œufs, que dans sa vie physiologique elle est appelée à fournir ; que le jour où elle paye son premier tribut à la puberté, c'est un de ces œufs qui se sépare de l'ovaire, se déchire en produisant l'écoulement sanguin, l'hémorrhagie qu'elle observe ; et que ce phénomène fonctionnel se reproduira ainsi normalement, tous les vingt-sept ou vingt-neuf jours, tant qu'elle se portera bien et qu'elle vivra dans l'éloignement de tout commerce conjugal ; qu'à l'époque du mariage seulement, et par un nouveau concours de circonstances que nous nous réservons de lui faire comprendre plus tard, elle pourra et devra conserver ce produit, cet œuf fécondé pendant deux cent soixante dix à deux cent quatre vingt jours qui caractérisent la grossesse ; qu'alors, elle fournit à cet œuf fécondé les éléments de son développement anatomo-physiologique, en un mot elle lui sert de mère. *(Gestation.)*

Par des raisons plus morales que physiologiques et que tout le monde comprendra, les instructions qui précèdent, devront certainement être données avec prudence et en autant de têtes de chapitre qu'il y a de périodes critiques entre le commencement de la puberté et son état parfait, c'est-à-dire du premier jour de la menstruation à l'époque du mariage.

Avec ces préliminaires, les mères se trouveront mieux en mesure de satisfaire à la curiosité naturelle des jeunes filles qui, bien entendu, cherchent à comprendre, à s'expliquer la relation de cause à effet, la raison de ce phénomène inquiétant pour elles, et d'autant plus nécessaire à pénétrer, que souvent on met plus de soin à leur cacher ou à les tromper. Elles ne manquent point alors, de recourir à la science de leurs camarades et amies ou à l'imprudente naïveté de personnes âgées, qui ne transmettent que de fausses appréciations et mettent l'esprit des jeunes filles aux prises, avec toutes les spéculations d'une imagination fougueuse, avide d'illusions.

Cette véritable mère, cette institutrice bienveillante et prudente, fera facilement comprendre à son élève, la nécessité d'observer les lois hygiéniques correlatives de cette période critique ; elle peut, elle doit même lui faire observer, que les imprudences de toutes natures qui pourraient interrompre, supprimer cette évacuation sanguine, compromettrait la santé présente et la condamnerait plus tard à une stérilité incurable ; que les soins, qu'elle doit mettre en usage, sont de ne point subir de refroidissement brusque, de tout ou partie du corps ; de ne point mettre les mains ni les pieds à l'eau froide ; d'éviter les commotions physiques et morales profondes, les excitants alimentaires de toute nature, autre que ceux dont elle fait journellement usage, etc.

Qu'à cet âge, les mères doivent veiller avec la plus scrupuleuse attention à ce que les jeunes filles, cédant à un sentiment de coquetterie mal comprise, ne s'étreignent pas la poitrine et l'abdomen, dans des corsets mal faits et surtout prenant leurs points d'appui sur des parties que l'on doit essentiellement respecter. *Thealth and beauty or corsets and clothing, by Madame Caplin.* (London 1863.)

C'est aussi pendant ces premières périodes de l'adolescence, que les mères et les institutrices doivent, par des conversations prudentes et sentimentales, captiver toute la confiance de leurs jeunes filles, leur faire comprendre la nécessité de se méfier de ses liaisons intimes, de surprises, ou des expansions trop affectueuses de certaines personnes qui, trop souvent, profitent de leur ascendant, et, par des discours voluptueux, cherchent à tromper la crédulité de ces jeunes imaginations.

Les conclusions de ces études philosophiques et hygiéniques, doivent surtout se proposer de faire comprendre aux jeunes filles, que c'est dans l'oubli momentané des convenances sociales, dans une satisfaction anticipée des appétits physiologiques, qu'elles peuvent compromettre leur avenir et payer beaucoup trop cher une illusion si bénévolement proposée.

Ne voyons-nous pas tous les jours les enfants à peine en possession du libre arbitre, de la conscience, de ce Moi qui nous révèle à nous-même notre individualité, s'empresser de questionner leurs parents, les amis, sur la manière dont ils sont venus au monde ; et, quand tout, autour de nous, nous invite à l'accomplissement de ces fonctions naturelles, quand animaux et plantes, nous offrent incessamment le tableau parlant de cette reproduction , comment pourrions-nous résister au besoin de réglementer les conditions, physiologiques qui les caractérisent ?

Nous ne comprenons pas davantage que l'on cherche à frapper de réprobation, à avilir les organes et les appareils qui servent à leur réalisation ; pourquoi donc déconsidérer, taxer d'impudicité l'étude des questions qui peuvent et doivent, en définitive, concourir à améliorer le physique et le moral de l'homme.

A ce prix, s'il est aussi dégradant pour l'espèce humaine de naître dans de semblables conditions, on ne saurait s'en prendre à nous-même ; la fonction étant, les organes agissant, les conséquences sont inévitables. Aussi nous pensons, qu'au lieu de tromper les enfants sur les questions physiologiques immuables, il serait cent fois préférable de les amener progressivement et prudemment aux explications légitimes qui les régissent. En est-il beaucoup, qui s'en tiennent aux contes que leur répètent leurs parents ou amis? Et tous, garçons et filles, poussés par le désir de se connaitre, de se comprendre, quand, avec l'âge, s'éveillent les premiers aiguillons de la puberté, ils se retrouvent encore ramenés sur le terrain de la création.

, Qu'a-t-on gagné à cette temporisation? souvent rien, et trop souvent on y a perdu, que les imaginations se sont fourvoyées et que, cédant à des aspirations mal comprises, faussement dirigées, on s'est laissé entraîner à des satisfactions contre nature, cent fois plus compromettantes que l'éducation nouvelle que nous proposons!

Combien de jeunes filles auxquelles vous vous êtes efforcé de mentir, à qui vous avez voulu fermer les yeux et les oreilles, que vous avez privées de votre expérience et des lumières de votre raison, se sont forgées sur le mariage, des idées plus erronées les unes que les autres, se sont créées des fantômes ou des des idoles, dans la réalisation de ce contrat solennel? Ces jeunes personnes, conduites ainsi d'illusions eni llusions jusqu'aux portes du temple, rêvent une félicité qui trop souvent s'évanouit à l'heure de la réalité!

Que de jeunes femmes n'ont ainsi trouvé dans le mariage qu'une complète déception, et se sont momentanément senties frappées d'aversion pour celui qu'elles s'étaient choisi et qu'elles se promettaient d'aimer! N'en avez-vous donc jamais entendu exprimer le regret d'avoir à subir les conséquences et les devoirs qu'impose la vie conjugale?

Dures et légitimes conclusions d'une éducation mal comprise, faussement dirigée, et qui, souvent, nous conduit à accuser trop précipitamment les devoirs réciproques que nous impose le contrat matrimonial.

Est-ce, en réalité, avec de telles prémisses que vous espérez former le cœur des jeunes femmes et des jeunes mères ; les inviter à aimer, à chérir ce fruit d'un amour si promptement allumé et si prématurément étouffé ?

Pensez-vous bonnement les encourager à s'asservir aux exigences d'une vie de privations et les éloigner de ces plaisirs mondains auxquels vous les avez, toutes jeunes, si imprudemment conviées, pour les contraindre brusquement à ces détails domestiques, qui seuls peuvent les rappeler à leur véritable position et les transformer spontanément en vraies et bonnes mères ?

C'est réellement trop compter sans la faiblesse humaine !

CHAPITRE III

DES FIANÇAILLES.

Expression tirée du *Celt, fianza*, caution, et dont, par extention, les Latins ont fait le substantif *fidentia*, assurance ; convention par laquelle un homme et une femme promettent réciproquement de s'épouser. C'est aussi tout spécialement pendant la durée de ces fiançailles que les individus apprennent à se connaître, à sympathiser ; mais il reste aux physiologistes, et particulièrement aux médecins, à déterminer les circonstances dans lesquelles, ces associations conjugales, peuvent et doivent raisonnablement et physiologiquement se réaliser. C'est assurément une des plus importantes questions morales sur lesquelles, à toutes les époques, et maintenant plus que jamais, on s'est le moins édifié, oubliant presque à plaisir, les raisons qui nous portent au mariage. S'illusionnant plus directement encore sur les conséquences et le but naturel de cette association.

Aussi peut-on poser en principe, que, dans notre société, au milieu de toutes les qualités physiques et morales qui caractérisent notre pays et surtout notre époque, les mariages sont exclusivement des contrats de commerce, des associations professionnelles, satisfaisant aux conventions de familles, aux exigences commerciales, dans lesquelles on néglige la fin physiologique qui les doit justifier ; savoir, la conservation de l'espèce, le développement de la famille et le maintien de la société !

Mais qui ne sait, qu'en fait de mariage, les questions médicales sont toujours les plus mal accueillies, trop communément méprisées ? Lorsqu'un amateur, un propriétaire se décide à faire emplète d'un cheval, la crainte de sacrifier inutilement son argent, le conduit à consulter l'expert vétérinaire, sur les conditions physiques et physiologiques que doit réunir le sujet qu'il se propose d'acquérir ; de s'assurer qu'il possède, toutes les qualités nécessaires pour remplir le but qu'il s'en promet ; si son organisation, ses conditions de santé, sont de nature à lui assurer un long et bon usage, etc. Celui qui veut se rendre adjudicataire d'un immeuble, ne souscrira le contrat de propriété, qu'après s'être éclairé, auprès de son architecte, de la solidité de la construction et de toutes les chances réparatives qu'il peut présenter à bref délai.

Aujourd'hui, la majeure partie des contrats de mariage se signent à l'insu du médecin de la famille, et ce n'est généralement qu'après coup que l'on se hasarde à lui demander un avis, dont sait bien ne devoir tenir aucun compte, et sur lequel on serait même tenté de se formaliser, s'il apportait la moindre entrave aux conventions matérielles que ce mariage parait nous offrir.

L'intervention médicale, trop souvent tardive, devient illusoire, et combien voit-on alors de jeunes ménages regretter plus tard l'indifférence avec laquelle se sont réglés ces contrats solennels, ces unions disparates et profondément antiphysiologiques, pour lesquelles, autrefois aussi, intervenait le prestige de l'autorité religieuse ; cela ne laissait peut-être pas encore d'avoir son bon côté, car on se rappelle que la durée des *fiançailles*, était à peu près illimitée et pouvait se prolonger assez longtemps, pour que les individus apprissent à se connaître, à se comprendre réciproquement. Mais depuis que le grand levier de la civilisation, l'argent, est devenu le contrepoids indispensable de toutes nos déterminations, l'élément vital par excellence, mais non toujours l'élément moral ; c'est encore nous, médecins, qui assistons à ces scènes regrettables, où les familles désillusionnées, souvent même profondément éplorées, font peser sur l'impuissance médicale, les tristes conséquences de leur imprévoyance ; condamnées alors à élever des enfants mal constitués, délicats, entachés de vices héréditaires, dont le germe était caché dans la santé délabrée et souvent momentanément réédifiée de l'un des époux.

Et ce sont toujours les médecins qui doivent remédier à cette navrante impéritie de la famille , cherchant à lutter par tous les moyens possibles contre ces aberrations physiogéniques. Souvent alors on voit les parents s'adresser aux plus honteuses spéculations charlatanesques, aux pratiques mystiques, aux pélerinages, aux *ex voto*, etc., etc., pour triompher de maladies incurables, rendues plus incurables encore par la détérioration progressive de rejetons plus profondément contaminés.

De telles considérations ne sont-elles donc pas assez sérieuses, suffisamment morales pour justifier cette sollicitude, cet appel aux familles, aux législateurs, de procéder avec plus de soin, plus de discernement à la réalisation du plus grand acte de la vie ; à celui dont dépend, en définitive, la santé des individus, la force et l'intelligence des générations, et duquel ne peut manquer de jaillir le bonheur des familles, la grandeur et la supériorité physique et morale des nations. C'est, au surplus, par ce procédé d'éducation, que l'on peut espérer mettre un frein, à la propagation d'une infinité de maladies organiques, constitutionnelles diathésiques, héréditaires, ou au moins jusqu'ici considérées comme telles.

La plus sérieuse objection qu'il soit permis de présenter ici est de savoir, si les conditions du titre même de ce chapitre seront un jour tant soit peu comprises et observées.

Pour qu'une promesse de la nature de celle qui caractérise l'ordre de choses en question, puisse sérieusement se stipuler, il faut au moins que les contractants en comprennent toute la portée et le but.

Cet engagement que vont se faire deux jeunes gens, fille et garçon, de lier par un contrat solennel, indissoluble, leur liberté, leur indépendance, leur santé, l'avenir de leurs enfants, etc., sans connaître réellement les termes de ce sacrifice, est-il toujours bien légitime et vraiment moral?

Ce que l'on est convenu d'appeler le consentement ou fiançailles, qu'est-ce en définitive? une obéissance passive des enfants à la volonté paternelle, souvent aussi une aveugle satisfaction aux illusions d'une jeunesse inexpérimentée, qui ambitionne sa liberté; mais alors quelle liberté! D'autrefois même une occasion, pour ces jeunes gens, de se soustraire plus ou moins rapidement à l'autorité des parents, — les uns et les autres, ne calculant pas toujours très-sérieusement les conditions d'âge, de santé, de tempérament et de caractères qui trop communément ne se sont pas suffisamment étudiées, — mais qu'importe, disent les familles, les avantages pécuniaires qu'ils s'apportent réciproquement les mettront en position de faire leurs affaires, l'amitié, l'amour viendra plus tard; leurs caractères se façonneront avec le temps. Hélas! voilà le fait, *advienne que pourra!*

Depuis que le monde est monde, nous dira-t-on, les choses se sont bien passées comme cela; à quoi bon vouloir apporter des réformes, les hommes en seront-ils meilleurs et les familles plus heureuses?

Nous devons avouer, que ce sont précisément les raisons qui nous dirigent et le but que nous nous proposons; aussi, pour atteindre à ce résultat, poursuiverons-nous courageusement l'œuvre de la Puériculture que nous nous sommes imposé; aussi, n'hésiterons-nous pas à démontrer que l'éducation physiologique et hygiénique indispensable à ce progrès, fait aujourd'hui complétement défaut.

N'en déplaise aux plus fervents spiritualistes de notre époque, chez les anciens on comptait beaucoup plus qu'aujourd'hui avec le développement physique des invidus : les Grecs et les Lacédémoniens apprenaient, de bonne heure, aux jeunes gens et aux jeunes filles, à comprendre leurs devoirs respectifs civils et sociaux, on les préparait dès leur plus tendre enfance, jeunes filles et jeunes hommes, aux détails de ces aptitudes; si l'on apprenait aux garçons à être des hommes, des soldats, on élevait les filles aux soins du ménage et on les préparait de longue haleine aux détails de la vie conjugale; leur présentant les devoirs de la maternité, comme le plus noble, le plus glorieux des droits de la femme.

Il suffit, en effet, d'ouvrir les annales de ces temps héroïques, pour juger des avantages et de tous les priviléges dont les femmes étaient entourées, du moment où elles se dévouaient religieusement à cette pieuse et sainte mission.

Mais, nous objectera-t-on, pourquoi donc les choses ont-elles ainsi changé, pourquoi les magnifiques dissertations qui, depuis plus d'un siècle, se sont élevées contre ces abus, et que des hommes comme Voltaire, Rousseau et tant d'autres ont cherché à réhabiliter, sont-elles restées sans résultat? C'est que, vraisemblablement, toutes morales, toutes philosophiques et poëtiques, qu'ont été ces réclamations, elles ont toujours manqué de fonds, elles ne se sont jamais formulées avec des appréciations compréhensibles, sensibles pour les personnes auxquelles elles s'adressaient, et que, d'autre part, elles sont toujours arrivées trop tard dans l'éducation physique et morale des individus.

Pourquoi donc alors laisser l'imagination fougueuse de cet âge, aux prises avec les nouvelles et délirantes sensations que lui fournissent ces organes, ces appareils préludants aux premières manifestations des lois physiologiques?

Pourquoi leur cacher, que les glandes testiculaires, sécrètent un produit physiologique complexe, dont la dépense intempestive, prématurée et surtout exagérée par des excitations solitaires, (l'*Onanisme*,) doit retentir sur la santé présente et future de celui qui la prodigue; mais, qui plus est, qu'elle doit encore compromettre plus tard les facultés procréatrices de ces imprudents; que cette sécrétion physiologique, comme toutes ses congénères, dans l'organisme, est liée aux conditions de santé de celui qui la fournit; qu'elles doivent toutes être dépensées avec mesure et à des intervalles physiologiquement déterminés, sous peine de subir, très-promptement et surtout profondément, une détérioration qui ne saurait ultérieurement se réparer.

Pourra-t-on jamais formuler quelque chose de plus moral et de plus physiologique aux jeunes époux, qu'en leur apprenant dans quelles mesures et dans quelles conditions ils peuvent, ils doivent satisfaire aux appétits génésiques?

CHAPITRE IV

—

DU MARIAGE.

Beaucoup de nos lecteurs ne manqueront pas de trouver fort étrange, que nous commencions l'étude de la Puériculture, par des observations préliminaires aussi détaillées que possible, sur le mariage considéré au point de vue philosophique, légal, administratif et physiologique.

C'est, qu'à notre avis, pour procéder logiquement dans toute étude de ce genre, il convient, au préalable, de s'entendre parfaitement sur la nature des choses en question.

Or, la Puériculture se proposant, de déterminer

toutes les meilleures conditions à réaliser en faveur du développement physique et moral de nos enfants; on ne sera plus surpris que nous nous demandions d'abord, qu'est-ce qu'un enfant physiologiquement parlant? d'où procède-t-il, et dans quelles circonstances particulières se trouve-t-il, légalement appelé, à jouir des bénéfices de la vie? Propositions, toutes plus sérieuses, plus graves les unes que les autres, et qui, jusqu'à ce jour, sont constamment restées sans solutions rationnelles. Aussi ont-elles donné libre cours à toutes ces spéculations individuelles qui, aujourd'hui encore, composent toute la science des mères et des nourrices.

L'enfant, l'homme, comme tous les autres animaux, prend son origine anatomique et physiologique dans un œuf, *omne vivum ex ovo* (Aristote).

Envisagé à ce point de vue, l'œuf est un produit physiologique particulier à l'individu femelle, qui se développe dans un organe spécial, que l'on appelle ovaire. Comme tous les autres produits physiologiques de l'organisme, son apparition est soumise à certaines conditions d'âge et de développement, qui lui permettent d'acquérir ses aptitudes à la vitalité individuelle, indépendante; mais ces nouvelles propriétés, ne peuvent jamais lui être communiquées, que par un concours de circonstances toutes particulières, encore assez impénétrables et qui dépendent de l'influence physiogénique que l'individu mâle peut exercer sur l'individu femelle, à certaines époques et dans des conditions toutes spéciales : dans notre état social, ces phénomènes physiogéniques ne se doivent, ne se peuvent réaliser que dans les limites de la vie conjugale, sous la protection légale que confère le contrat solennel du mariage.

A ce double point de vue, le mariage ne saurait être mieux défini que l'union de l'homme et de la femme, qui s'associent légitimement, dans le but de concourir à la propagation de l'espèce, en partageant leur vie durant, toutes les chances de cette communauté.

Le mariage en effet, physiogéniquement parlant, n'est qu'une irrésistible soumission des individus, aux lois physiologiques que leur impose leur constitution anatomique; et, sous ce rapport, nous, physiologistes, nous ne comprenons pas le dogme évangélique qui dit : « l'œuvre de chaire ne *désireras*, qu'en mariage seulement. Puisque le Créateur en nous plaçant sur la terre, dit : « (Genèse, chap. 1er § 22. *Croissez et multipliez-vous*),» et pour nous mettre en mesure de satisfaire à cette condition, il nous a créés, mâle et femelle, nous donnant des organes, des appareils spéciaux, dont la fonctionalité se trouve soumise à des instincts, à des appétits qui doivent concourir à la mise en activité de ces fonctions d'une manière permanente, pendant toute la durée de la puberté. Ce qui prouve en définitive, que nous ne sommes pas plus libre, de nous soustra're aux aiguillons de cette fonction, qu'à ceux de la vie organique et de relation. Autrement, supprimez les organes, les appareils si vous voulez résister aux conséquences finales qui en dépendent. Aussi ne peut-on comprendre, que l'on cherche à frapper de réprobation, à incriminer les organes et les appareils qui sont destinés à l'exercice de ces importantes fonctions.

Cette différence d'interprétation, sur une question qui ne laisse pas plus d'ambiguité, ne vient que du point de vue auquel ont dû nécessairement se placer les législateurs, pour résoudre toutes les questions de droit, que peuvent soulever les conséquences des associations conjugales; tant au point de vue des intérêts respectifs des époux, qu'en raison des intérêts généraux et particuliers des enfants à naître de ces mariages. Ce qui justifie tous ces articles de droit, dont se compose toute la jurisprudence qui réglemente le mariage à ces différents degrés, c'est ce qui a conduit les commentateurs du Code-Napoléon, à définir le mariage : le contrat solennel par lequel deux personnes de sexe différent, se promettent mutuellement, la fidélité dans l'amour, la communion dans le bonheur, l'assistance dans l'infortune (Mourlon 1853).

Portalis le définit : la société de l'homme et de la femme qui s'associent pour perpétuer leur espèce, pour s'aider par des secours mutuels à porter le poids de la vie, pour partager leur commune destinée.

Duranton : Le mariage envisagé sous le rapport naturel et civil, est l'union légitime de l'homme et de la femme, qui s'associent dans le but de perpétuer leur espèce, et de partager toujours leur commune destinée. (Tom. 2, n° 28).

On comprendra que nous ne nous arrêtions pas plus longtemps sur le terrain de la jurisprudence de cette importante question et que nous arrivions, de suite, aux éléments anatomiques et physiologiques, sur lesquels nous restons plus compétents.

Le mariage, en définitive, n'a d'autre but, d'autre fin légitime, que la procréation des enfants, qui sont appelés à continuer la chaîne de la grande famille humaine ; multiplier les membres de toute société, les défenseurs de la patrie. A ce double point de vue, il réclame une très-sérieuse et très-légitime attention de la part des physiologistes et des législateurs.

Si les agriculteurs et les horticulteurs apportent tant de soins à choisir les terrains, à discerner les espèces qu'ils se proposent de reproduire ; si, d'autre part, l'expérience est venue dicter aux éleveurs, la préférence qu'ils doivent réaliser du côté des individus à accoupler, à marier ; si l'époque, l'âge auxquels ces conditions peuvent profitablement s'accomplir pour la constitution et la santé des descendants, sont pratiquement indiqués. Pourquoi donc ne chercherions-nous pas à imiter ces exemples qui nous sont directement fournis par la nature.

Il nous suffira de rappeler les nombreuses observations déjà recueillies par nos confrères, les interprétations judicieuses auxquelles elles ont, depuis longtemps, conduit Buffon lui-même, sur la détérioration lente, mais progressive, de toutes les espèces végétales et animales qui, par le fait d'une habitude fort ancienne, étaient constamment soumises aux mêmes conditions de culture, dans le même sol, et avec les mêmes graines ! La première, et, pour nous, la plus futile de ces objections découle de ces susceptibilités plus sérieuses que réelles, que l'on attache à l'explication de phénomènes physiologiques, sur lesquels, dit-on, il serait dangereux d'attirer l'attention des jeunes filles, des jeunes femmes et des jeunes mères! Nous croyons personnellement que c'est précisément une de ces fausses bienséances, une fausse honte, que rien ne saurait justifier.

Pour l'instant au moins, sans nous porter partie, pour ou contre la question de consanguinité matrimoniale, laissant à l'expérience pratique des personnes plus autorisées que nous, à décider si l'intervention administrative, a tort ou raison de s'opposer, à ces unions entre les membres d'une même famille, à des degrés plus ou moins rapprochés, comme cousins et cousines germains, issus germains; entre neveux et tantes, oncles et nièces, frères et sœurs, voir même encore à des degrés plus proches tels que père et fille, mère et fils, — conditions que la morale seule suffirait à blâmer.

Tout en conservant à cet égard une susceptibilité philosophique que tout le monde partagera, nous n'hésiterons pas à signaler ouvertement aux familles, qui aspirent à la moralisation et à la vraie civilisation, que les mariages sont aujourd'hui beaucoup trop exclusivement considérés, comme une satisfaction aux exigences sociales, professionnelles et commerciales, et que l'on a complètement oublié le but, la fin physiologique de ce grand acte organique, de celui d'où dépend la constitution, la santé des individus et souvent le vrai bonheur de ce bas monde.

Comme, en définitive, la femme est l'être par excellence à qui revient tout le fardeau de la création, qu'elle est bien cette Eve, dans laquelle doivent se succéder toutes les générations; de quelle tendre sollicitude ne devons-nous pas l'entourer; quels efforts de conceptions devons-nous faire, pour lui faciliter sa mission et la rendre tout à la fois la plus féconde, mais aussi la meilleure des mères.

Propter utérum condita est, et pour justifier cet aphorisme que font les médecins, les physiologistes; en est-il beaucoup qui s'attachent à lui en préparer les voies et les moyens? Combien en trouve-t-on, qui lui tracent le tableau des connaissances les plus impérieuses à la réalisation de cette noble et divine mission? Existe-t-il quelque part, une éducation physiologique de la femme, capable de lui faire entrevoir le but et la fin de son rôle gynécétique.

L'une des premières questions à résoudre dans ce sens, c'est, sans contredit, de préciser l'âge auquel l'homme, aussi bien que la femme, peuvent et doivent obéir aux appétits physiologiques de la puberté,

Sur ce point, nous sommes heureux de pouvoir étayer notre appréciation, sur un des corolaires administratifs formulé par les commentateurs du Code Civil, ainsi conçu :

« Art. — La société est intéressée à la perfectibilité physique de l'homme; or, cette perfectibilité serait évidemment compromise, s'il était permis à des êtres afranchis à peine de la stérilité de l'enfance de perpétuer, dans des générations imparfaites, leur propre débilité. »

Combien de physiologistes et de médecins devraient méditer profondément cette formule et chercher à l'appliquer à toutes les phases de la vie, depuis l'ovulation jusqu'à la puberté. Pour nous en tenir à l'esprit d'à-propos qui l'a placé ici, nous ferons remarquer, que les praticiens, même les plus éminents, ont beaucoup trop facilement récusé leur intervention dans l'application de cette première question, de l'âge auquel chez nous au moins, il peut être absolument permis d'entrer dans les liens du mariage.

Tenant compte des procédés d'éducation qui sont précisément mis en usage dans notre pays, des influences climatériques, hygiéniques, au milieu desquelles nous nous développons, des conséquences que le régime alimentaire plus ou moins bien approprié aux constitutions, peut exercer sur le développement anatomique et physiogénique de nos enfants ; des exercices physiques de tous genres auxquels ils préludent généralement trop tôt, dans notre XIXe siècle ; nous dirons que la détermination, du moment où ces satisfactions, ces appétits génésiques devront être autorisés, chez nous au moins, pourraient être légalement reportés à 25 ans au plus tôt pour les jeunes gens, et 20 à 22 ans pour les jeunes filles : n'admettant d'exceptions, que pour des motifs spécialement réservés à l'appréciation des autorités compétentes, sous la responsabilité des médecins, consultés tout particulièrement à cet effet.

Qui serait, d'ailleurs, en mesure de nous prouver, qu'à cette époque encore, il se rencontre beaucoup de jeunes garçons et de jeunes filles qui puissent, en connaissance de cause dûment établie, consentir librement et sciemment aux obligations que leur énumère l'Officier d'Etat civil qui les marie.

Ne cherchons pas à nous dissimuler que la très-grande majorité des hommes, qui consentent à se soumettre aux obligations du mariage, obéissant plus souvent à un sentiment d'illusion que leur fait entrevoir la jeunesse, la beauté, les talents ou les qualités morales de leur fiancée, quand ce n'est pas, et plus communément encore, le chiffre de la dot, qui sert de mobile à leur détermination, à leur sélection, comme diraient nos confrères animistes, spiritualistes !

Chez les jeunes femmes, d'autre part, en compterez-vous beaucoup, qui acceptent les conditions matrimoniales par d'autres raisons que celles qui leur fait entrevoir la satisfaction, d'acquérir une indépendance nouvelle, qu'elles rêvent depuis longtemps ; qu'elles seront à la tête d'une maison, qu'elles commanderont, qu'enfin on les appellera *madame !* Nous sommes, d'ailleurs bien certain, que si l'on en citait quelques-unes qui se soient déterminées avec connaissance de cause, dans le but et le désir de satisfaire à la loi divine qui les a constituées femmes, ces exceptions, tout en méritant notre admiration, ne feraient que nous rendre plus empressé, à leur tracer les devoirs, les obligations dont la maternité va les rendre tributaires.

C'est précisément pour celles-ci, que nous voulons rivaliser d'ardeur et de sollicitude ; leur présenter un tableau complet de la sainte et noble mission, de véritable mère qu'elles veulent bien accepter.

Quelques sérieux observateurs, irrésistiblement entraînés par le système des comparaisons, n'ont pu échapper au besoin d'assimiler l'homme aux autres animaux et faire ressortir ce sentiment particulier, attractif, souvent plus puissant que la réflexion, qui porte deux individus de sexes différents, à s'associer à s'accoupler, à se marier ; subissant ainsi l'influence de certaines conditions physiologiques particulières, auxquelles, on a précisément appliqué la qualification de sélection ; mais nous avons démontré dans un récent article, publié dans la *Gazette des Hôpitaux*, du mois d'avril 1865 ; ce que l'on devait penser de la sélection chez l'homme, comme chez les animaux, tant en liberté qu'en domesticité ; voir même, dans la société où nous vivons; il nous parait puérile, d'insister ici, pour prouver ce que tout le monde connait, que le plus puissant, le plus impérieux mobile de sélection conjugale , c'est l'argent et la position sociale, commerciale ou professionnelle des futurs époux; que la question physiologique et réelle du mariage échappe à tout le monde, aussi bien aux fiancés qu'aux pères et mères, aux autorités elles-mêmes, qui sanctionnent ce contrat solennel.

Le jeune homme qui entre dans la société, n'ignore pas seulement les devoirs que lui impose sa qualité de citoyen, les obligations qu'il doit à ceux au milieu desquels il vit, il ne se doute même pas, des avantages que lui confèrent son droit de cité, sa liberté politique et morale; à plus forte raison, ne se doute-t-il pas des égards et des exigences physiologiques, qu'il doit à celle, qu'il accepte pour compagne, pour sa légitime épouse.

La jeune femme, de son côté, élevée dans des conditions physiques et morales qui la trompent chaque jour, sur son organisation, ses aptitudes et sa véritable fin terrestre, grandit et se crée une existence toute d'illusion, de prestige, se méprenant tous les jours sur les qualités, sur la valeur de ses attributs physiologiques.

Est-il donc besoin de recourir à d'autres considérations plus physiologiques, pour s'expliquer cette quasi-indifférence, avec laquelle les primipares, voyent partir leur enfant en nourrice, et, ce qui paraît plus inexplicable, la froideur avec laquelle elles assistent aux derniers moments de leur premier-né, quand il succombe, aux conséquences de cette ignorance, des éléments d'hygiène et de physiologie, dont la Puériculture se fait un devoir de leur tracer les règles indispensables.

Comment serait-il possible qu'au milieu d'une telle éducation, nous fussions les uns et les autres, plus favorablement placés, pour sentir, discerner ces instincts, ces inspirations physiologiques ; ceux que fait naitre le développement des organes et des appareils, qui réveillent la mise en activité des fonctions et que les philosophes de tous les siècles, ont appelé l'*amour*.

L'amour, ce protée de l'existence, qu'il ne nous est réellement possible d'apprécier, que par ses manifestations, par ses attributs les plus sublimes, les plus philosophiques ; dans ces sympathiques instincts, qui nous conduisent irrésistiblement les uns vers les autres et que pour cette raison, on ne peut mieux comparer qu'à l'électricité, qui tend à combiner, à reconstituer les éléments les plus hétérogènes, les plus antipathiques ; aussi contribue-t-il, à rapprocher les individus de sexes différents et les phénomènes attractifs, sont d'autant plus puissants, irrésistibles, qu'ils s'exercent sur des constitutions, des tempéraments plus légitimement organisés à cet effet, sur l'homme et la femme, pendant la période de la puberté.

Ces aptitudes particulières de la matière organisée qui résument l'amour, n'ont point été aveuglément dévolues à l'homme et à la femme, ainsi qu'aux différentes espèces animales, pour augmenter la somme de leurs jouissances, mais plus essentiellement aussi dans le but, de les inviter à l'accomplissement des fonctions qui doivent concourir à la propagation de l'espèce ; pour entretenir les sociétés, la famille ; développer ces sentiments philosophiques et physiologiques tous spéciaux, qui relient l'époux à l'épouse, et ceux-ci à leur progéniture.

Si par le fait de dispositions psychologiques toutes particulières, nous nous trouvons parfois entraînés à quelques-unes de ces aspirations profondes, irrésistibles, pour les sciences, les arts, pour des parents, des amis ou pour l'amour de la famille ; le dévouement filial, le bien public ; ce que l'on appelle l'amour de la patrie ; cela peut-il jamais être comparé à cette attraction, à cet amour que nous inspire l'être aimable et fascinateur, que la Providence nous a donné pour compagne ; qu'elle a créé uniquement pour nous plaire, pour nous aimer ? C'est elle, en définitive, qui est la véritable source, et le but réel, unique de ces instincts, de cette attraction, de cette faculté, à laquelle les philosophes ne pouvaient appliquer une plus poétique désignation, en la prenant dans son acception la plus divine, la plus sublime et la plus vraie !

N'est-ce pas d'ailleurs, en faisant allusion à ce sentiment divin, que les législateurs ont proposé la définition du mariage; la fidélité dans l'amour, la communion dans le bonheur, comprenant que c'était dans l'harmonieux *consensus* qui existe entre les individus; de l'entraînement le plus absolu, le plus complet avec lequel ils s'y livrent; que se prépare, se vivifie le produit, qui doit être religieusement dépensé en faveur du nouvel être, dont le flambeau de la vie ne demande qu'à s'allumer !

A ce propos, nous permettra-t-on encore d'intervenir comme physiologiste, pour indiquer aux acteurs de la reproduction, les précautions qu'ils doivent observer à leur propre profit, dans le but de concourir plus efficacement à la constitution, à la santé de leurs descendants. Toutes les fonctions physiologiques sont, comme on le sait, soumises à des périodes d'activité, à des temps de repos qui sont d'ailleurs indispensables à leur entretien, à leur conservation.

La fonction génésique plus encore que toutes les autres, doit être étudiée sous ce point de vue d'une manière plus sérieuse, plus sévère, à raison des conditions spéciales qu'elle peut imprimer aux nouveaux produits qui doivent en résulter; des effets pernicieux que l'abus peut entraîner chez ceux qui s'y livrent passionnément et sans raison, à une époque anticipée et par des procédés que l'hygiène et la morale repoussent.

Toutes les époques de l'année, du mois, ou de la

journée, ne sont pas également propices à l'accomplissement de cette fonction : indépendamment de cela, il faut encore tenir grand compte de la santé particulière et momentanée des participants.

Quant à l'influence de la température, c'est uniquement une affaire di diosyncrasie; qui fait que l'on est plus érotique en hiver, qu'au printemps ou en été; d'une manière générale et approximativement physiologique, le printemps et l'automne, semblent répondre plus convenablement aux conditions normales. Il n'est pas moins indifférent de se livrer à ces appétits physiologiques, au milieu des excitations physiques, des excès de toute nature, que dans l'épuisement ou l'inertie, d'une dépression physique ou morale trop absolue. Si l'on tient compte des sympathies plus ou moins intimes, qne produisent les unes sur les autres, les fonctions physiologiques bien coordonnées — on tirera facilement cette déduction, que le moment le plus favorable de la journée, pourra coïncider avec l'accomplissement complet de la digestion; dans l'intervalle d'un repas à l'autre ; à ce moment ou l'esprit, débarrassé des préoccupations commerciales, professionnelles, intellectuelles même, est disposé à se repaitre d'illusions, de beaux rêves comme peut en faire naître, le magique commerce de cette intimité conjugale, que l'on savoure dans le silence et la tranquillité de la couche nuptiale.

Pour compléter ce tableau n'omettons pas de rappeler aux familles, qu'il est des constitutions, des tempéraments, qui bien qu'en dehors des conditions de la consanguinéité, ou de toutes autres raisons physiques, pécuniaires, professionnelles ou autres; ne doivent jamais être conjointes, qu'il sera toujours à craindre, que des épileptiques, des scrofuleux, des rachitiques, ne fassent des enfants plus détériorés qu'eux; que tout en tenant compte, des avantages que pourra leur procurer un jour, la science de la Puériculture, ils devront toujours autant que possible, croiser les races, les tempéraments, les constitutions identiques, originelles ou acquises.

Pour s'en convaincre, nous engageons nos lecteurs, à consulter, l'observation de M. le docteur Legrand Dusaulle; sur le mariage d'un paralytique. *(Gazette des Hôpitaux, n° 18. — 1866.)*

CHAPITRE V

—

HYGIÈNE ET PHYSIOLOGIE DE LA VIE CONJUGALE.

Uniquement préoccupés des intérêts de la famille, du bonheur des époux et des résultats légitimes de ce grand acte social et moral; nous ne pouvons, nous, médecins, mieux faire que d'appeler l'attention du législateur et des familles, sur les conditions physiques anatomiques et physiologiques qui doivent présider aux contrats matrimoniaux, dans toutes les classes de la société.

Indépendamment des considérations philosophiques et toutes physiques qui, légalement peuvent et doivent constituer les incapacités matrimoniales, circonstances

que tout le monde connait et peut directement apprécier;
il en existe une foule d'autres, plus morales, hygiéniques et physiologiques, sur lesquelles nous devons
éclairer les familles.

Nous n'avons que faire, d'insister sur les altérations
physiques, qui, chez l'un ou chez l'autre des conjoints,
peuvent et doivent constituer l'incapacité absolue; tous
les législateurs, les médecins et même les familles,
savent parfaitement à quoi s'en tenir, sur les lésions
anatomiques qui se traduisent par l'absence du membre
viril, tous les vices de conformation physiques ou anatomiques, qui ne peuvent permettre l'acte conjugal : l'hypospadias ou l'epispadias, l'atrophie et l'absence complète
des appareils secréteurs de la liqueur prolifique etc., etc.

Chez la femme, l'imperforation de la vulve, avec ou
sans uterus ; l'absence d'ovaire ou des glandes mammaires, l'épilepsie et toutes les affections constitutionnelles reconnues héréditaires. Aussi sur le chapitre de
ces incompatibilités légales ou morales, a-t-on professé
toutes les doctrines les plus contradictoires ; ce qui n'a
jamais empêché et n'empêchera jamais, les contractants
de s'y exposer, en dépit des conseils médicaux les plus
circonstanciés et tout à la fois les plus légitimes.

Sans perdre de vue les inconvénients déjà signalés
par Buffon, nouvellement reproduits par M. Boudin
et tous les médecins, que des observations plus ou moins
probantes, ont conduits à protester contre les mariages
consanguins — nous nous associons aux légitimes susceptibilités de l'autorité, qui cherche à s'opposer dans
une certaine mesure à la réalisation de ces mariages, à

des degrés que la morale même, tend à réprouver.

Ce qui n'empêchera jamais les médecins et les familles, de reconnaître que les individus doués d'un tempérament absolument identique, comme deux phthisiques, deux scrofuleux, deux syphilitiques, ne doivent pas s'unir, se marier.

Que si les mariages entre individus trop jeunes ou trop âgés, ont déjà souvent donné les preuves irrécusables de leurs fâcheuses conséquences, par des procréations étiolées, maladives et profondément détériorées, on doit naturellement prendre au sérieux de tels exemples, pour chercher a déterminer les bases d'une réglementation matrimoniale plus hygiénique, plus physiologique et par-dessus tout plus morale, disons-même, plus philantropique.

Une fois débattues et résolues les questions de convenances sociales, professionnelles, que les intérêts de familles ; avons nous dit, placeront longtemps encore au-dessus des considérations hygiéniques et physiogéniques les plus importantes, les plus graves ; le rôle du médecin physiologiste, se résume à tracer à ces jeunes familles les lois physiologiques les plus urgentes et les plus appropriées à leur véritable constitution.

Sentinelle vigilante et dévouée de la santé des individus qui se mettent sous notre direction, le médecin consciencieux ne saurait un instant abandonner la jeune femme nouvellement mariée, aux préjugés, aux commérages, qui composent toute la science des mères, des matrones et dont toute la valeur ne repose que sur l'immunité temporaire, qui les encourage à persévérer dans la pratique de ces formules populaires et profondément antiphysiologiques.

Notre intention, n'est certes pas d'aborder ici, ces questions d'intimité conjugale, que les convenances doivent toujours éliminer, même des études scientifiques; nous ne voudrions pas plus piquer la curiosité, ni éveiller des susceptibilités que pourraient faire naître les détails relatifs aux différents procédés recommandés, en vue de la callipédie, et de la mégalanthropogénésie, ou la manière de faire de grands et beaux hommes; pas plus que de discuter les probabilités des fécondations mâles et femelles, tout récemment défendues par M. E. Thury de Génève; sur lesquelles régne et régnera longtemps encore la plus profonde obscurité. Car si nous avons tant soi peu saisi les intéressantes observations qu'il en a publié, nous ne comprenons pas l'assimilation que l'auteur semble vouloir établir, entre les différentes espèces animales et l'espèce humaine; chez les premières en effet, si la maturation de l'œuf coïncide avec la durée de la menstruation ou période du rut; à coup sûr, il ne saurait être prouvé que la fécondation humaine, se prêtat aux mêmes conditions physiologiques et que la fonction prolifique put s'exercer dans le même temps. Ce qui jusqu'à nouvel ordre, nous autorisera à persister dans notre incrédulité physiologique.

Mais ces particularités fonctionnelles ne nous empêcheront pas de soutenir que l'on doit nonobstant, présenter aux jeunes époux, les règles hygiéniques qu'ils doivent s'imposer, pour échapper eux et leur progéniture aux conséquences de ces éducations empiriques, qui trop souvent les condamnera aux tristes éventualités que leur réserve, la constitution délicate, plus ou moins détériorée de l'enfant auquel ils vont donner le jour.

Que si l'on répète communément, que le meilleur assaisonnement des mets, c'est l'appétit ; nous pourrions dire ici, que le meilleur procédé de fécondation, résulte de l'entraînement de l'harmonieux consensus, de cette communion dans l'amour indiqué par le législateur, avec lequel les époux travaillent à la fonction de la reproduction : pour arriver à ce degré d'excitation physiologique si nécessaire, si indispensable ; que doivent faire les acteurs de cette fonction, qui le leur apprendra, qui leur en démontrera l'utilité, si ce ne sont les physiologistes et les médecins, en déduisant leurs observations, de l'étude des lois physiologiques elles-mêmes !

Une des circonstances les plus capitales, dans la mise en activité des fonctions génératrices de la femme, c'est celles du stimulus qui la provoque.

Personne n'ignore en général, qu'en raison même de l'éducation particulière de la jeune fille, du régime et des travaux spéciaux de sa première enfance, elle se trouve peu, ou pas du tout preparée, à la fonction qui nous occupe en ce moment.

Que c'est communément à cette époque et par ce concours de circonstances particulières, que l'on voit se modifier si profondément et si bizarrement le caractère et les aptitudes physiologiques des jeunes filles à l'époque de la puberté ; les instincts, les appétits qu'elle ressent à ce moment, n'étant pas suffisamment et assez directement concentrés sur les organes, sur les appareils qui en sont et le siége et la source ; l'imagination fait à elle seule et vaguement, tous les frais de ses aspirations : elle se perd, on pourrait dire elle s'égare dans de fausses, dans d'éphémères appréciations, qui justifient ces hésitations, ce vague caractéristique du début de la virilité de la femme.

Si donc, ce n'est que dans les émotions spécifiques de la vie conjugale proprement dite, que se concentrent et se rectifient ces aptitudes physiologiques ; qui pourra nous blâmer, de chercher à réglementer les lois de cette nouvelle partie de l'hygiène de la jeune femme, d'initier les époux, aux moyens d'éveiller, d'entretenir et de régulariser l'activité naissante de ces nouvelles fonctions.

Il suffit en effet de faire ressortir la différence, la disproportion sensitive de la femme, sur la trop grande excitabilité, la quasi fureur génésique de l'homme ; pour prouver que l'on ne saurait trop modérer l'un, en stimulant l'inertie de l'autre, de façon à les amener moralement et physiologiquement, au degré nécessaire à l'accomplissement fonctionnel marqué par la loi divine.

Le plus simple raisonnement, l'observation journalière ne nous prouve-t-elle pas assez, que l'éducation physique et physiologique des deux sexes est fort arriérée sur ce chapitre ; et que si d'une part l'indifférence, l'inertie, caractérise la fonctionnalité de la femme ; d'autre part la vie accidentée du jeune homme, l'usage anticipé, la satisfaction impérieuse à laquelle le régime et ses habitudes l'ont élevé, le disposent peu, à comprendre les égards, les prévenances, les minutieuses précautions qu'il doit mettre en œuvre, quand il est en possession de celle que la famille, la morale, la société lui ont légalement accordé.

L'ignorance de ces questions physiologiques, jointes à l'égoïsme et à l'ardeur qui dominent le jeune époux à ce moment critique, lui font souvent compromettre le présent et l'avenir.

Et cependant, si l'on réfléchissait que la véritable félicité, la plus légitime satisfaction de ce sens, ne s'acquiert, que dans ce partage intime, cet étroit consensus, que fait naître un appel progressif et soutenu des excitations spécifiques, prudemment amenées. Pourrait-on se refuser à préparer sa jeune compagne, la convier doucement et hygiéniquement à la satisfaction du plus légitime bonheur de l'amour conjugal?

Il faudrait aussi d'autre part que les jeunes époux, se pénétrassent bien de ce fait physiologique, que, si la satisfaction prudente et modérée de ces appétits physiologiques, sont très-souvent pour les jeunes femmes, l'élément thérapeutique le plus efficace de ces dérangements de la santé, à cette époque de leur existence ; il ne saurait en être de même quand, par un abus contraire, elles cherchent à répondre trop officieusement, aux entraînements que leur préparent ces nouvelles émotions, imprudemment stimulées.

Une circonstance assez particulière, à laquelle personne ne semble jamais s'être arrêté, c'est la disproportion fonctionnelle qui existe entre l'homme et la femme, dans l'acte copulatif. En effet, chacun a pu remarquer qu'en raison de certaines conditions physiologiques toutes spéciales, la salacite génésique est infiniment plus promptement éveillée et satisfaite, chez l'homme que chez la femme. Ce fait physiologique ne manque pas en lui-même d'une certaine valeur, au point de vue des résultats, bons ou mauvais, qu'il exerce sur la santé présente et future de la jeune femme ; comme aussi sur l'avenir et la sensibilité fonctionnelle ultérieure, des appareils qui en sont la base, les instruments.

Ces émotions entrevues, avortées, étouffées, auxquelles la femme se sentait invitée par les préliminaires et les entraînements de la fonction génésique en action, tendent à énerver, émousser profondément sa sensibilité organique, intellectuelle et morale. Reproduit dans de semblables conditions, trop fréquemment alors, elles la jettent dans une prostration, une dépression des forces *(oppressio virium)*, qui brise son énergie, fausse sa sensibilité et la porte insensiblement, à l'éloignement de semblables et aussi cruelles impressions.

C'est pour obvier à de pareils résultats et à ses conséquences physiogéniques, qu'il importe d'éclairer les maris sur l'opportunité, la nécessité qu'il y a, de veiller à ce que l'accord le plus parfait, existe entre les différentes périodes de la fonction, que s'il est doué lui-même, d'une plus grande susceptibilité organique, il lui faut, de son côté, résister à ce sentiment égoïste, qui lui fait oublier les obligations physiologiques qu'il doit à sa compagne. Qu'il sache que la santé peut tout aussi bien, chez elle comme chez lui, être profondément altérée un jour, par l'absence de ces voluptueuses émotions.

Ces aberrations physiogéniques, retirent peu à peu à la femme, l'idée et la possibilité de répondre aux exigences de la vie conjugale, et ne manquent pas que de nuire, tôt ou tard, à la fécondité de l'un ou de l'autre, souvent même de tous les deux à la fois.

Ceci nous conduit naturellement à faire remarquer, que la première chose à faire, c'est de modifier l'éducation hygiénique et physiologique des jeunes gens; de les initier par conséquent à toutes ces questions fondamentales, qui peuvent les édifier sur leur organisation anatomique, les engager à se soumettre de bonne heure, aux lois de l'hygiène et de la physiologie, celles qui peuvent et doivent leur faciliter l'accomplissement de leur destinée paternelle et maternelle.

Tandis que dans l'état actuel de la société, les familles, les chefs d'institution, toujours dominés par cette fausse pudeur, ce puritanisme véritablement outré; mettent toute leur science, toute leur sollicitude, à tromper les jeunes personnes sur leur destinée physiologique; la condamnant à s'ignorer elle-même, sur ses attributs, ses aptitudes, en lui fermant les yeux et les oreilles, sur ces données hygiéniques, qui caractérisent cette existence accidentée et si mobile de la femme dans les différentes phases de son adolescence, de sa puberté et de sa vie physiologique proprement dite, de sa nubilité.

Pourquoi, en effet, prétendre à cette époque, imposer à une jeune femme; qui jeune fille à vécue, grandie au milieu des siens, en dépit de toute observation hygiénique et physiologique ; qui s'est enhardie, agguérie par l'insouciance, l'impunité même de ses père et mère, de ses compagnes, de ses véritables amies, qui toutes se sont dirigées au mépris des plus élémentaires questions d'hygiène. Comment, dis-je, pouvons-nous prétendre lui imposer subitement et obligatoirement des conditions, qui viennent entraver cette liberté, cette indépendance toute illusoire qu'elle a pu être, et qui a présidé à sa propre éducation !

C'est indubitablement par ces procédés antiphysiologiques, que l'on condamne les jeunes familles, à subir un peu tard, mais toujours à leurs propres dépens, les tristes conséquences de ces infractions physiologiques.

Après avoir faussé toutes les aspirations de la jeune fille, par une éducation complétement étrangère à sa condition sociale, conjugale et maternelle; vous osez prétendre, à un moment donné, la lui imposer; comptant sur ses qualités, ses instincts, ses inspirations maternelles que jusques-là vous vous êtes efforcé de comprimer, d'étouffer, de contrarier. Incontestablement c'est demander à un individu, l'obligation de comprendre la musique, sans s'être donné la peine de lui apprendre le nom et la valeur des notes; à un enfant de le faire calculer, sans qu'il possède une notion exacte des chiffres et de leur position respective.

Pour arriver au résultat physiologique que nous regardons comme la base essentielle et indispensable d'une bonne et forte organisation, nous poserons ces principes aux jeunes dames : que la santé ne résulte, que de l'activité permanente et régulière de toutes les fonctions physiologiques sous l'empire du principe vital, et que l'équilibre de cette fonctionnalité physiogénique, est essentiellement subordonnée à l'observation rigoureuse de certaines règles d'hygiène, que les médecins seuls sont en position de leur faire comprendre, parce que d'autre part, ces conditions physiologiques, varient suivant les lieux, les climats, les habitudes, les positions sociales et une foule d'autres circonstances particulières; que la pratique journalière et permanente, peut seule, leur permettre de bien étudier et de pénétrer assez exactement.

Au milieu de toutes ces questions plus spécieuses les unes que les autres, qui jusqu'à ce jour, ont fait reculer presque tous les physiologistes devant ces appréciations philosophiques, nous permettra-t-on, au moins, de faire remarquer que les détails pratiques dans lesquels nous sommes entré, ne sont pas de nature à froisser les susceptibilités de personne, qu'ils sont même très-souvent moins dangereux, que ces tableaux parlants, auxquels vous conduisez vos jeunes filles, dans ces spectacles où la morale laisse trop souvent peu à deviner, et où le précepte le plus facile, à saisir, est précisément celui qui captive l'imagination du spectateur, et qu'il faudrait lui cacher.

La grande et philosophique objection toujours alléguée contre notre éducation c'est, dit-on, de désillusionner les jeunes filles ; de leur mettre prématurément devant les yeux, le spectacle de la réalité, les obligations de la vie matrimoniale, et les conséquences de la vie de famille, voilà à coup sûr une bien étrange philosophie, une morale toute particulière qui ne nous arrêtera pas dans la mission que nous nous sommes imposé, tant notre conviction est profonde à ce sujet, que, pour qu'une mère se dévoue à l'œuvre que lui a réservé la nature ; il faut quelle soit de bonne heure, imbue des voies et moyens qui peuvent la rendre cette vraie, cette bonne mère de famille que nous devons tous rencontrer dans notre vie professionnelle. Aussi, au lieu de persister à croire, qu'il faille imprudemment diriger l'éducation de la jeune fille, dans ces abstractions philosophiques qui du jour de la puberté, la trompent sur le sens et la fonctionnalité de tous ses appareils physiologiques ; au lieu de lui donner impérativement ce mari, que la famille lui présente, en dépit de l'observation physiologique la plus importante ; cet époux, dont tout le mérite, ne consiste que dans la réalisation plus ou moins éventuelle, de conditions professionnelles et physiques, avec lesquelles les parents ne calculent pas toujours assez sérieusement , que l'on impose à la jeune fille, comme le modèle des maris, le meilleur des partis, uniquement parcequ'il semble satisfaire aux vues plus ou moins égoïstes des familles.

Nous désirons que l'on initie de bonne heure la jeune fille, aux détails philosophiques et physiologiques, qui peuvent lui faire prendre au sérieux son rôle d'épouse et de mère, tout comme on doit de bonne heure aussi, apprendre aux jeunes gens, à remplir leurs devoirs de citoyens, d'époux et de chefs de famille.

Les gens sérieux, les vrais philosophes ont-ils jamais pu penser, que ce soit au milieu de ces entraînements, de ces illusions d'un jour de fête, que la femme dont l'esprit et le cœur sont d'ailleurs si bien disposés; puisse spontanément se prêter aux obligations de la nouvelle existence à laquelle vous voulez l'asservir.

Bien au contraire, si, comme nous l'avons déjà indiqué, vous avez appris à la jeune fille, que son rôle consiste à devenir l'être de la reproduction, le centre de la famille , la véritable mère du genre humain : cette Eve, qui doit concourir à la reproduction incessante et permanente des générations, tout en captivant à son profit, les plus douces aspirations de l'homme qui doit être son protecteur, son véritable ami. Alors vous devez la préparer de longue haleine, à comprendre les sacrifices qu'elle doit s'imposer, pour arriver à son but physiologique, à sa fin matrimoniale.

Une fois pénétrée de ses conditions anatomiques, éclairée des conséquences fonctionnelles que lui impose sa constitution physiologique, elle saura prendre au sérieux, toutes les précautions hygiéniques que vous lui formulerez.

L'on se préoccupe toujours de la manière dont on pourra aborder avec les filles et les femmes, ces questions élémentaires de physiologie; des dangers de leur exposer toutes les circonstances de la reproduction; a-

t-on donc oublié, que par le fait du développement anatomique qui les caractérise, elles sont actuellement en
possession de ces organes, de ces appareils dont la
fonctionnalité ne demande qu'à s'exprimer; les aptitudes,
les instincts, les appétits qui en dépendent, ont hâte de
se satisfaire, cette circonstance nous épargne de tous
commentaires sur les moyens physiques, sur les opérations pratiques qui les peuvent accomplir.

A cette époque aussi, la jeune femme qui a été convenablement dirigée, sait que la fonction cataméniale,
qu'elle a subie depuis assez longtemps, d'une manière
régulière, est le fait d'une ovulation : qu'elle caractérise
la séparation d'un œuf, dont la maturité mensuelle, la
soumettait à cette évacuation périodique. Elle est actuellement en mesure de comprendre, que sous l'empire
des impressions nouvelles, que lui procurent la vie conjugale dans laquelle elle est entrée, peut et doit à un
moment donné, venir entraver cette hémorrhagie, en
imprimant à l'ovule, à l'œuf qui en est le point de départ, la véritable cause; des modifications intimes,
physiogéniques particulières, en vertu desquelles la
vitalité de ce produit physiologique lui-même, doit se
transformer; il lui fait acquérir une viabilité toute particulière, qui le dispose à entrer dans un nouvel ordre
de conditions anatomiques et physiologiques, plus
indépendantes; à allumer en lui le flambeau de la vie,
pour laquelle il a été organisé, déposé dans le sein maternel.

Et pour compléter ces appréciations physiologiques
de première importance, ne sommes nous pas en

droit, d'emprunter à la physiologie végétale, une foule d'exemples, qui peuvent nous permettre de poétiser, les considérations scientifiques sur [lesquelles, nous devons appeler l'attention de nos lecteurs.

Les premières notions que l'on présente aux personnes qui veulent étudier la botanique, consistent dans la détermination des organes et appareils de la reproduction.

On ne manque pas, de leur indiquer les anthéres et leurs filets, comme les organes essentiels de l'individu mâle, chargés de préparer, d'élaborer une poussière toute particulière appelée *pollen*, et dont la propriété la plus intéressante, toute à la fois la plus curieuse, est de féconder, d'allumer le flambeau de la vie, dans le produit physiologique que contient l'ovaire : que dans le cas particulier on appelle l'ovule ou graines. On ne manque presque jamais, dans ces études, de faire appel à certains végétaux particuliers, dans lesquels cet ordre de phénomènes s'accomplit presque à la volonté de l'opérateur, sous l'empire d'une excitation, d'un at- attouchement particulier (*Berberis vulgaris*), où il suffit de piquer l'anthère ou son filet, avec une pointe acérée, pour voir à l'œil nu, l'anthère se porter spontanément sur le stigmate placé au centre, surmontant l'ovaire et renfermant les ovules ou graines ; cette opération de la fécondation, s'appelle l'imprégnation et résulte des propriétés physiogéniques nouvelles, que ce produit prolifique, exerce sur l'ovule arrivé à sa maturité.

Nous verrons plus tard, en étudiant les conditions de la fécondation animale, le parti que nous pourrons tirer de ces premières études de physiologie végétale.

CHAPITRE VI

HISTOIRE PHYSIOLOGIQUE DE LA REPRODUCTION.

Une fois engagées dans les liens du mariage ; que les conditions hygiéniques, physiologiques que nous avons précédemment énoncées, aient été ou non scrupuleusement observées ; les jeunes femmes n'en sont pas moins alors condamnées, à subir toutes les conséquences de cette nouvelle existence ; en possession des organes et appareils qui doivent entrer en activité, il leur faut répondre aux appetits physiogéniques de la nature. Il ne s'agit plus de discuter sur les aptitudes particulières de la jeune épouse, il faut de toute nécessité qu'elle se résigne aux exigences que lui impose sa nouvelle position ; et comment voudrait-on encore essayer de l'illusionner, de l'étourdir sur sa conduite, sur ses devoirs matrimoniaux, quand chaque jour elle est impérieusement obligée de subir les conséquences de cette satisfaction physiologique ; c'est donc bien ici que nous devons intervenir, pour l'initier aux observations anatomiques, hygiéniques et physiologiques, que sa condition d'épouse, lui fait un devoir d'accepter.

Par quelle étrange susceptibilité, voudrait-on encore essayer de lui cacher la raison physiologique, des fonctions auxquelles on l'a volontairement condamnée: bien au contraire, si l'on veut la mettre en mesure de remplir convenablement sa véritable destinée sociale et humanitaire, n'est-ce pas en lui apprenant à se connaître elle-même, à se soumettre en connaissance de cause aux obligations hygiéniques et physiologiques, qui sont susceptibles, d'une part, de diminuer les évantualités de sa responsabilité maternelle et la soustraire d'autre part, aux trop nombreuses péripéties maladives que l'ignorance, l'inexpérience, l'exposent à subir ?

Ces circonstances nous conduisent tout logiquement, à étudier philosophiquement et physiologiquement les organes et appareils de la reproduction, chez l'homme et chez la femme.

Au point où nous en sommes arrivés, tout le monde est à même de comprendre que le mystère de cette merveilleuse fonction, réside dans la sécrétion particulière d'un produit physiogénique, que fournissent les glandes testiculaires ; que c'est aux réactions toutes spéciales que cette liqueur peut et doit imprimer à l'ovule, à l'œuf; que sécrète, d'autre part, l'appareil féminin, l'ovaire, pour constituer l'ensemble de cette fonction génésique, si difficile, dit-on, à faire saisir aux personnes intéressées.

Avec un peu de bonne volonté, un peu moins de puritanisme; avec une franchise que le bon sens et la logique, peuvent et doivent convenablement nous donner, nous espérons répondre à toutes les exigences de la question morale et physiologique.

Les appareils de la reproduction se composent chez l'homme, de deux organes glanduleux, tout spéciaux appelés *testes* (testicules), placés dans un sac à deux compartiments juxtaposés, distincts, désignés sous la dénomination de bourses ou *scrotum*.

La substance de ces glandes est toute spéciale, sans analogue dans l'économie, elle se compose de lobes et de lobules particuliers, constitués par l'agglomération de tubes d'une longueur considérable, très-variables, pelotonnés en masses inégales, comme les lobes qu'ils forment, séparées les unes des autres, par des cloisons fibreuses, émanant de la tunique albuginée qui leur sert d'enveloppe protectrice, ce qui leur donne la forme globulaire que tout le monde connaît. Sans insister plus qu'il ne convient en réalité sur les particularités anatomiques qui les caractérisent, et que les physiologistes et les médecins seuls ont besoin de connaître réellement à fond. Nous nous bornerons ici, à faire remarquer, que ces appareils sécréteurs se terminent à leur partie centrale, par une réunion innombrable de vaisseaux qui constituent le parenchyme même de l'organe. Les vaisseaux les plus centraux et les plus considérables sont appelés droits; ils sont le rendez-vous du produit de la sécrétion des lobes et lobules. Leurs dernières ramifications, viennent former le globus major ou cimier de casque de l'épidydime.

A la partie inférieure ou globus minor, commencent les canaux efférents dont les circonvolutions anastomosées, forment le canal déférant; les deux derniers canaux qui le constituent pour chaque testicule, remontent parallèlement à l'épidydime vers l'abdomen, s'engagent dans le canal inguinal, pénètrent dans la cavité abdominale, gagnent les côtés de la vessie, s'unissent au canal excréteur des visicules séminales et viennent s'ouvrir dans la portion prostatique de l'urètre, sous le nom de canaux éjaculateurs.

On observe encore vers les dernières circonvolutions de la queue de l'épidydime ou globus minor, une sorte de prolongement vasculaire pelotonné en forme de cœcum, auquel on a donné le nom de *vas aberrans*, lequel, s'ouvrant à la jonction du canal déférant, peut bien aussi fournir son contingent d'action dans l'acte de l'éjaculation. Aussi ne devons-nous pas négliger de tenir compte de leur présence et du produit qu'ils fournissent, pour expliquer certaines conditions d'infécondité applicables à l'homme; comme aussi de certaines affections catarrháles si communes à la portion prostatique et membraneuse de l'urètre, qui souvent, viennent contrarier l'émission des produits prolifiques dans l'acte de la copulation.

Avant de quitter ce qui a trait à l'anatomie de ces appareils, à leur constitution physique et physiologique; nous tenons aussi à spécifier, les centres nerveux qui président à la mise en activité de leur fonctionnalité, afin d'en déduire les très nombreuses particularités hygiéniques qui militent, tant pour l'homme que pour la femme, en faveur des prescriptions réglementaires que nous avons formulées, au profit de la fécondation et de ses résultats physiogéniques.

Ces nerfs proviennent à la fois et du système ganglionnaire et du système céphalo rachidien, ce qui doit évidemment rendre compte, de l'influence que doit exercer sur cette fonction, les impressions physiques et morales qui rentrent à notre avis, dans l'étude des conditions hygiéniques relatives à la vie conjugale, et qui doivent, en conséquence, être sévèrement étudiées aussi bien chez l'homme que chez la femme.

C'est d'ailleurs en tenant compte de toutes ces considérations anatomo-physiologiques, qu'il est possible de comprendre l'influence que le cerveau peut exercer sur les dispositions particulières à la turgescence, à l'érétisme, dont les corps caverneux du penis sont capables, pour concourir efficacement à la projection de la matière prolifique, dans les appareils copulateurs de la femme ; l'expérience pratique ne nous démontre-t-elle pas assez fréquemment, combien l'exaltation, dont les centres nerveux céphaliques sont le siége, peut concourir à neutraliser l'activité physiologique de la fonction génésique, et telle personne impuissante au début de sa puberté, devient très-féconde à une époque plus avancée de son existence conjugale ; c'est d'ailleurs une façon toute légitime, de comprendre ces fécondités tardives, trop souvent restées sans explications satisfaisantes et trop communément, mal interprêtées par les familles et les gens du monde.

L'organe proligène, le testicule avec ses divisions lobulaires et lobaires en nombre infini, (trois ou quatre cents) : commence à apparaître chez le fœtus, entre la deuxième moitié du second et du troisième mois de la vie embryonnaire, peu de temps après l'apparition des membres inférieurs. On voit se dessiner les organes génitaux extérieurs, ayant souvent à cette époque, chez l'un et l'autre sexe, des proportions relatives, fort au-dessus de ce qu'elles seront à la naissance. Quant à l'appareil de secrétion spermatique, il reste à l'état rudimentaire jusques à l'époque de douze ou quatorze ans, chez les garçons, dans nos climats au moins, ne subissant qu'un développement anatomique assez lent et proportionné à l'évolution des autres appareils de la vie de relation, auxquels il est manifestement subordonné.

Comme ces derniers aussi, il est nécessairement tributaire du mode d'assimilation respective à chaque individu, partageant les bonnes comme les mauvaises chances de ces éducations empiriques, telles que les pratiquent ces mères et ces nourrices, ignorantes des plus simples notions hygiéniques indispensables à leurs fonctions maternelles.

Nouvelles circonstances, qui expliquent les altérations anatomiques et physiologiques de ces appareils, à une époque, ou, encore engourdis dans le sommeil de leur impuissance, ils paraitraient à l'abri de toutes manifestations pathologiques aussi précoces. Les praticiens et plus particulièrement les physiologistes, seront en position d'apprécier cette stérilité relative, de certains individus, qui se livrent prématurément et solitairement, à la mise en activité des fonctions génératrices. Provoquant des stimulations intempestives, qui se consument en vains efforts, tout en compromettant profondément la sensibilité physique et physiogénique des appareils qui en sont le siège; par ce procédé ils arrivent, sans s'en douter à vicier, à dénaturer les qualités physiques et physiogéniques de cette liqueur excrémento-recrementitielle appelée sperme, liquide spermatique, dont les éléments constitutifs essentiels sont dans l'état normal, d'après les analyses des principaux chimistes, constitués de la manière suivante (Vauquelin).

Eau	90
Spermatine	6
Phosphate de chaux et de magnésie . . .	3
Soude libre	1
	100

D'aprés Beclard — le sperme est un liquide blanchâtre, légèrement alcalin, filant à la manière de l'albumine de l'œuf, d'une odeur alliacée *sui generis* ; lorsqu'on le dessèche, ce produit perd environ quatre-vingt-dix parties d'eau et l'on trouve après l'évaporation, dix pour cent environ d'une manière organique, analogue à la corne, lorsqu'on le soumet à l'incinération il donne une odeur de corne brulée toute caractéristique, et il reste un résidu salin. Cette matière organique particulière, a reçu le nom de spermatine; elle offre la plus complète analogie avec les principes albuminoïdes, tout en en différant, par cette circonstance, qu'elle ne se coagule pas par la chaleur, mais comme l'albumine, elle coagule par l'alcool et le coagulum se dissout à chaud, dans une menstrue alcaline de potasse.

Spermatozoïdes. —(Cellules spermatiques,) examiné au microscope peu de temps après son émission, le liquide spermatique offre une multitude de petits produits filamenteux qui se meuvent avec une incroyable rapidité; on leur a donné le nom d'animalcules spermatiques, de zoospormes, de spermatozoïdes auxquels certains auteurs refusent le degré d'organisation particulière, essentielle pour constituer une individualité physiologique quelconque; dans ce produit de sécrétion, on remarque encore des cellules spermatiques variables en volumes, qui ne sont que des éléments primordiaux de l'animalcule future; leur nombre décroît du centre du testicule aux canaux éjaculateurs, ou ils sont en général complétement convertis en zoospermes, à la condition toutefois que l'individu qui les fournit, ne les dépense que dans une certaine mesure et à des époques suffisamment distancées, pour leur permettre d'acquérir toutes les qualités physiologiques que nous avons énumérées ci-dessus : sous peine de ne fournir qu'un produit de sécrétion imparfait, infécond, qui justifierait les incapacités matrimoniales dont il a été antérieurement question au chapitre de l'hygiène de la vie conjugale.

D'où nous nous croyons autorisé à déduire que le
produit de sécrétion, dont nous venons de nous occuper
possédera des propriétés d'autant plus actives, plus
fertilisantes, qu'il sera fourni par un sujet mieux conformé, jouissant de tous les attributs de la santé, d'une
vigoureuse constitution et que d'autre part il sera plus
discrètement dépensé, dans ce concours de circonstances
physiologiques, dont nous avons également tracé le
tableau, à l'article physiologie conjugale.

CHAPITRE VII

ANATOMIE DE L'APPAREIL REPRODUCTEUR DE LA FEMME.

Anatomiquement parlant, l'appareil de la reproduction chez la femme, comprend : les ovaires, l'utérus, les trompes et leurs accessoires, les ligaments ronds, le vestibule ou vagin, etc.

Nous allons étudier chaque partie séparément.

Les ovaires constituent deux glandes conglomerées, de forme olivaire, applaties d'avant en arrière, longues de trois à cinq centimètres, sur un ou deux de large ; situées à la partie supérieure du petit bassin, de chaque côté de la matrice, dans l'écartement du repli péritonéal, qui concourt à la formation des grandes ailes ou ligamens suspenseurs de la matrice, dits ligamens larges, et qui divisent le petit bassin presque à parties égales.Leur connexion la plus directe avec l'utérus lui-même, se fait à la faveur d'un petit pédicule cellulo-fibreux, confondant avec le tissu propre de la matrice et par lequel leur arrive, les vaisseaux et nerfs destinés à la mise en activité physiogénique des appareils ovariens.

Les ovaires des mammifères femelles, appelés aussi pour cette raison *testes mulièbres*, sont les testicules de la femme ; constitués par une base cellulo fibreuse que parcourent un grand nombre de vaisseaux, ils sont limités par une enveloppe propre et par un prolongement du péritoine ; intérieurement leur parenchyme se cloisonne indéfiniment, de façon à constituer de véritables cellules, qui contiennent un nombre indéterminé de vésicules de forme et de volume très-variables, auxquelles on a donné le nom de vésicules ou follicules de Graaf, le premier physiologiste hollandais, qui en a signalé l'existence. Ce sont ces vésicules qui servent de berceau à de plus petites vésicules encore et qui sont réellement les ovules.

Les vésicules de Graaf ont aussi reçu le nom d'ovisacs ou vésicules ovariques ; le nombre des ovules qui y sont renfermés, varie prodigieusement, en raison de l'âge et de la constitution des individus chez lesquels on les étudie.

Les ovaires, comme les appareils proligènes de l'homme, reçoivent un grand nombre de vaisseaux et nerfs qui émergent des mêmes centres nerveux et vasculaires.

Circonstances qui viennent encore confirmer la vieille opinion des physiologistes, sur les fins physiogéniques de ces différents appareils. Les détails anatomiques qui précèdent, ne peuvent manquer aussi, de faire mieux saisir les déplacements, que ces organes peuvent subir par les différentes attitudes que la femme doit éprouver, dans les mille positions que lui imposent les bienséances sociales, les travaux de quelque durée, et surtout, ceux qui exigent un certain déploiement de forces; ceux enfin auxquels l'exposent les différentes phases de la gestation.

C'est bien certainement en tenant compte de toutes ces influences physiques et physiologiques, que les médecins pourront, le cas échéant, se rendre compte d'une infinité de maladies particulières au sexe, et souvent aussi, fournir la raison la plus vraisemblable, d'un bon nombre de ces stérilités temporaires ou définitives de certaines femmes, qui, prématurément, ont subi les conséquences de ces infractions aux lois de l'hygiène et de la physiologie. La première et la plus importante déduction physiologique, à tirer de ces études anatomiques est de faire ressortir, qu'en tant qu'organes, ces appareils, sont nécessairement solidaires de la bonne ou mauvaise constitution du sujet auquel ils appartiennent ; que comme tous les autres organes de l'individu, ils sont tributaires des éléments de l'élaboration digestive, ainsi que nous l'avons déjà établi en parlant des qualités physiologiques de la liqueur seminale de l'homme.

D'un autre côté nous insisterons encore sur ces considérations spéciales; pour faire remarquer que les ovules, c'est-à-dire les œufs, ne se développent qu'à certaines époques de la vie de la femme ; période que les physiologistes connaissent parfaitement, qu'ils définissent la puberté de la femme ; variant , en raison du climat, des constitutions, de la santé, et même du mode d'éducation de la jeune fille.

Cette époque que les médecins, les physiologistes et les mères elles-mêmes, attendent toujours avec une certaine impatience, tant elle concourt à modifier toutes les aptitudes physiogéniques de la jeune fiille ; elle se caractérise par l'apparition d'une sorte d'hémorrhagie sexuelle, à laquelle on donne le nom de menstruation. Son apparition, coïncide évidemment avec la maturité des ovules, des œufs, et s'accomplit, dans l'état physiologique ou de santé, avec une périodicité quasi-mathématique , qui lui a valu le nom de mois, de règles, ou de menstruation.

Ajoutons ici, par anticipation, que c'est bien incontestablement l'ignorance volontaire à laquelle se sont constamment condamnées les jeunes femmes et les jeunes mères de famille, sur ces questions de physiologie élémentaire, qu'elles se sont encouragées à persévérer, dans la pratique de ces coutumes populaires de pure empirisme, si profondément contraires, au but comme à la fin physiologique de la femme dans l'état de mariage.

C'est donc pour répondre à ce *lapsus* des connaissances physiologiques, qu'il convient d'étudier, d'abord les dispositiono anatomiques des organes et appareils destinés à ces fonctions génésiques.

En effet, on a pu comprendre que ce n'est pas par ce pédicule, qui relie l'ovaire à l'utérus, que peut s'effectuer la migration des ovules fécondés jusque dans le centre utérin lui-même, autrement dit dans la cavité utérine.

C'est donc, d'autre part, pour remplir ce but, que la nature, a placé à la base de ce pédicule ovarien, un autre appareil tubuleux, émergeant aussi du tissu utérin et se continuant intérieurement avec la substance corticale de la matrice, qu'il traverse de dehors en dedans; tandis qu'extérieurement il se termine par un prolongement de trois à cinq centimètres, en un véritable entonnoire, dont la partie libre, le bord, s'évase encore et se frange, de façon à représenter la corolle d'une fleur, ou la ventouse d'une sangsue; cet orifice déchiqueté, s'appelle *ostium abdominale*, par opposition à celui de l'orifice interne de la matrice, auquel on a appliqué le nom de *ostium uterinæ*. Ce canal membraneux, dont le rôle est de saisir l'ovule à sa sortie de la vésicule de Graaf ou de l'ovisac, est connu sous le nom de trompe utérine, trompe de fallope, l'extrémité libre, est appelée aussi, le pavillon de la trompe.

En procédant toujours de haut en bas et sur les côtés du bas-fond de la matrice, à quelques millimètres de la trompe appelé ligament rond, on trouve un dernier

appendice fibro-celluleux, bien plus solide, qui ratta-
che la matrice aux parties voisines, ainsi qu'aux parois
du petit bassin.

Il est constitué par un faisceau de vaisseaux et de
nerfs qui, provenant du parenchyme utérin, se condensent en un cordon plus ou moins solide, il parcourt
de dedans en dehors, de haut en bas et d'arrière en
avant, l'espace compris entre le dédoublement du feuillet
péritoneal ; il lui forme même, une sorte de gaine spéciale à laquelle on a donné le nom de canal de nuck, et
qui l'accompagne à son passage dans l'anneau inguinal,
sous l'arcade crural. Ce cordon fibro vasculaire, après sa
sortie du petit bassin, en compagnie des vaisseaux et
nerfs qui constituent le cordon fœniculaire chez l'homme,
s'en sépare bientôt dans l'un comme dans l'autre sexe,
pour étendre ses dernières divisions dans le tissu cellulaire du pudendum ou mont de Vénus : mettre en
communication anatomique et physiologique, les parties externes de la génération, dont les productions
piliformes qu'on y rencontre, ne sont que les ex-
citateurs indispensables ; les agents les plus délicats
de ces sensations que développent et doivent entretenir, les préliminaires indispensables à la salacité
conjugale.

Ce sont ces commotions électriques, qui réveillent l'activité physiogénique des organes intérieurs et les invite à la réalisation de ces sécrétions physiologiques,
sans lesquelles, l'acte copulatif resterait inutile et toujours infécond.

Mais si tous ces appareils concourent d'une manière

aussi directe aussi importante à la fonction de la reproduction, il ne faut pas croire qu'ils puissent à eux seuls, et dans l'ordre que nous venons de retracer, suffire à cette mystérieuse fonction. En effet, les physiologistes, ont assez clairement démontré, que si l'œuf se développait dans les vésicules de l'ovaire, il fallait qu'il pût, à un moment donné, subir aussi l'influence de la liqueur séminale du mâle; or la nature a encore ici, fait preuve de sa profonde sollicitude, en disposant les choses, de manière à ce que ce nouveau concours de circonstances pût se réaliser, dans des conditions toutes particulières. Satisfaction à laquelle, elle nous invite, par des instincts, des appétits, dont l'accomplissement s'effectue toujours au milieu des transports d'une douce et légitime aspiration.

La matrice, qui est le véritable centre génésique, l'organe gestateur par excellence ; est, ce corps pyriforme, musculeux, placé dans l'escavation du petit bassin, entre la vessie et le rectum, entouré de tous les appendices dont nous venons de parler. Recouvert par le péritoine dans cette duplicature qu'il lui constitue, en se réfléchissant de la paroi antérieure de l'abdomen sur la vessie, l'utérus et ses annexes. Il les contourne d'avant en arrière se relève sur la paroi postérieure du petit bassin, où il forme les ligaments larges. Son volume est variable suivant les individus, suivant les races et suivant les constitutions.

Il doit être envisagé anatomiquement et physiologiquement dans l'état de vacuité et dans les conditions de la grossesse ou de la gestation.

Dans l'état physiologique de la femme pubère, mais vierge ; la matrice comporte une étendue verticale de soixante-dix à quatre-vingts millimètres de longueur, quarante à cinquante-cinq millimètres de largeur dans son plus grand diamètre horizontal ; d'une trompe à l'autre, c'est-à dire dans son fond. — Elle présente une face antérieure, une face postérieure, un bord supérieur qui correspond à la grosse tubérosité et deux latéraux, sur la longueur desquels on trouve les appendices déjà indiqués. Elle se termine inférieurement, par un prolongement de sa propre substance musculeuse , en une partie retrécie qu'on appelle le col et qui mesure, toujours dans l'état normal, vingt-trois à vingt-sept millimètres; elle est embrassée par le canal musculo - membraneux qui constitue le vagin, et dont nous étudierons tout à l'heure les dispositions anatomiques.

L'extrémité terminale et inférieure de la matrice se renfle légèrement de façon à constituer une saillie assez considérable, fendue transversalement chez les femmes qui ont eu des enfants; mais circulaire et très renitente chez les vierges bien portantes.

Le développement anatomique de la matrice, commence par le col, ce qui donne à cette partie, dans les derniers temps de la vie embryonnaire, des dimensions relativement plus considérables que celles qu'elle aura aux autres époques de la vie.

Sa position au centre du petit bassin, ses moyens

d'attache, la laxité de ses ligaments, tout cela permet de comprendre les nombreux déplacements, les modifications anatomiques et pathologiques qu'elle peut présenter et qui trop souvent, caractérisent la stérilité dont sont frappées certaines jeunes femmes, dont l'enfance n'a point été assez scrupuleusement dirigée ; toutes celles enfin pour lesquelles les lois de la physiologie et de l'hygiène, ont été ou négligées ou méconnues, et pour lesquelles sont institués les principes de Puériculture que nous désirons formuler dans ce travail.

Sans entrer dans plus de détails anatomiques sur la constitution élémentaire de cet organe, nous ne manquerons cependant pas de spécifier, que les artères lui sont fournies, les premières, par l'hypogastrique et reçoivent le nom d'artères utérines. Elles pénètrent dans la substance costicale de la matrice par les bords latéraux, tout près du col. Le second ordre lui vient des ovariques, procédant de l'aorte et des émulgentes, elles rampent dans les ligaments larges, se distribuent en partie à l'ovaire et gagnent ensuite les parties latérales du corps même de la matrice, dans lequel elles se perdent.

Les veines suivent un trajet à peu près analogue ; se rendent dans l'iliaque interne d'une part, et les autres se déversent dans les veines ovariques :

Les nerfs, viennent du plexus sacré et du système ganglionnaire, par les plexus renaux et hypogastriques.

Nous ne nous arrêterons pas davantage sur la contexture anatomique de cet organe ; mais nous ajouterons, en terminant, que toutes les dimensions que nous avons données plus haut, que tous les rapports de voisinage, de continuité, ou de contiguité, varient avec toutes les époques de la grossesse ; ce qui vient justifier , les précautions particulières dont se compose, le chapitre, *Hygiène de la Grossesse, Physiologie de l'Etat conjugal,* dont il a déjà été parlé plus haut.

Nous avons établi précédemment, que le col de l'utérus, aboutissait dans le canal musculo-membraneux du vagin ; canal cylindroïde, appelé canal vulvo-utérin, (*vagina*) ; de quatorze à seize centimètres de longueur, commençant autour du col de la matrice, à laquelle il forme une sorte de collerette, se prolongeant de haut en bas, entre la vessie et le rectum, et se terminant inférieurement, par l'orifice vulvaire qu'il constitue en grande partie, il se confond alors, avec les grandes lèvres ou les parties externes de la génération ; tapissé dans toute son étendue par une membrane muqueuse transversalement rayonnée ; constituant les colonnes du vagin et se prêtant à l'extensibilité caractéristique et indispensable de cet appareil. Dans le but de satisfaire à l'acte copulatif, dont il sera question plus loin, la muqueuse vaginale, en raison des excitations de tout genre, qu'elle est appelée à subir, présente d'assez nombreuses altérations pathologiques, qui peuvent aussi très-souvent devenir une cause particulière de stérilité. Telle par exemple, ces hypersécretions de muco-pus, provenant de catharres plus ou moins aigus et dont l'acidification, l'alcalinisation trop prononcées, contribuent à dénaturer la liqueur séminale la plus physiologiquement constituée. Ces particularités pathogéniques, exerçant sur les zoospermes les mieux organisés, le rôle de milieux impropres, incompatibles avec la viabilité physiogénique de ces nouveaux produits. C'est aussi à la persistance de ces conditions morbides spéciales, que sont dues, ces impuissances temporaires, dont nous avons déjà parlé précédemment. Il n'est pas un praticien, qui ne puisse admettre, que la guérison plus ou moins radicale, d'un de ces états maladifs, ne soit de nature à permettre ultérieurement à la femme reconstituée, de concourir à la reproduction physiogénique de son espèce, sans qu'il soit nécessaire de recourir à ces artifices de langage, qui semblent destinés à sauvegarder la moralité de certaines épouses indûment soupçonnées.

CHAPITRE VIII

PHYSIOLOGIE DE L'AGE DE PUBERTÉ.

La marche que nous nous sommes attaché à suivre dans ce nouvel enseignement, nous oblige à coordonner successivement nos appréciations physiologiques, avec l'apparition des nouveaux organes, que les progrès de l'âge, viennent d'appeler à une fonctionnalité toute particulière.

En effet, si pendant la gestation, nous nous sommes efforcé de faire ressortir les obligations hygiéniques et physiologiques, auxquelles toutes les jeunes mères doivent se soumettre, au profit du petit être, qui s'organise en leur sein : si, d'autre part, nous avons spécifié avec un soin tout particulier, les mesures indispensables à la mise en activité des fonctions physiogéniques du nouveau-né, au fur et à mesure du développement anatomique qu'il présente ; à plus forte raison, devons-nous insister actuellement, sur la nécessité, qu'il y a réellement à commencer l'éducation physiologique de la jeune fille, à cette époque où se réalise chez elle, les premiers phénomènes de la puberté ; où commence la vie physiologique proprement dite.

A quoi peut servir, à ce moment, de chercher encore à tromper les jeunes personnes, sur la nature et le but de la menstruation?

N'est-ce pas au contraire, l'instant le plus favorable pour mettre la mère, en position de répondre catégoriquement à sa fille, que la perte de sang, l'hémorrhagie sexuelle à laquelle elle est aujourd'hui condamnée, constitue un phénomène physiologique, naturel, spécialement réservé aux femmes, pendant toute la durée de leur vie physiologique ou de puberté ; période pendant laquelle elles peuvent, elles doivent coopérer à la reproduction de l'espèce. Que cette hémorrhagie physiologique est le résultat d'un mouvement fluxionnaire, congestionnel qui coïncide avec la maturité d'un ovule ou d'un œuf; ou qui, suivant certains physiologistes, en est la conséquence. Qu'elle soit la cause ou le résultat de ce phénomène physiologique, il est parfaitement établi, qu'elle coïncide avec l'ovulation ou la ponte ; à ce dernier point de vue, nous nous croyons obligé de faire comprendre aux jeunes filles et aux jeunes femmes, l'importance capitale pour elles, d'observer certaines données hygiéniques spéciales à ces époques : tant, l'infraction à ces préceptes peut, dans le présent comme dans l'avenir, concourir au développement de maladies graves et souvent incurables, maladies dont le germe serait jusque là resté ignoré.

C'est aussi dans ces aberrations de l'organisme que les personnes qui se condamnent au célibat, voyent souvent se produire ces affections constitutionnelles, organiques, qui les emportent prématurément.

C'est bien évidemment le moment le plus favorable pour les médecins, comme pour les mères de famille, de tracer aux jeunes filles, les règles d'hygiène que ces nouvelles fonctions viennent leur imposer.

C'est manifestement en les édifiant sur la marche et la succession de ces phénomènes naturels, qu'on peut les mettre en garde contre toutes ces éventualités maladives ; mais surtout appeler profitablement leur attention, sur les conséquences que l'intempérance et l'ignorance peut entrainer en les frappant d'une stérilité souvent irrémédiable.

Si maintenant, nous cherchons à interpréter les conclusions essentiellement morales de ces lois physiologiques ; nous nous trouvons forcément conduit, à faire ressortir les avantages que les jeunes mères trouveront, à pouvoir faire comprendre à leurs jeunes personnes ; combien elles doivent se tenir sur leurs gardes, contre ces insinuations mensongères de prétendus amis, qui les poussent à la satisfaction prématurée, de ces aptitudes physiologiques ; qui, dans les détours fallacieux de ces intimités toutes instinctives, que les bienséances sociales favorisent et entretiennent, souvent au préjudice des intérêts de la famille et de la morale publique : intimités, qui les conduit à transgresser les limites de leur développement anatomique et souvent aussi, à subir les conséquences d'une fécondation, qui compromet du même coup et l'honneur et l'avenir.

Par ce faux puritanisme on espère, dit-on, ménager la susceptibilité des jeunes filles, leur réserver les douces illusions de l'inconnu, respecter leur innocence; et tout cela, pour les exposer à s'instruire en cachette, auprès d'imprudentes amies, ou d'étrangers, qui ne leur transmettent que de sottes et ridicules appréciations ; de fausses et absurdes pratiques dont toute la valeur ne réside, que dans la popularité clandestine qui les colporte.

Ajoutons même que ces commérages, ont souvent plus servi les intérêts de celles qui les débitent, qu'elles n'ont respecté l'ingénuité de celles qui les acceptent, et qui d'ailleurs, en sont toujours les victimes. On croirait se compromettre en parlant ainsi à l'imagination des jeunes filles, et l'on n'hésitera pas à les conduire au théâtre, pour y voir la *Famille Benoiton* ou la *Belle Hélène !*

Dans cette société du XIX\ siècle qui prétend viser au progrès, à la moralisation des masses ; on se contente encore de mentir impunément aux jeunes filles jusqu'au jour, à l'heure déterminée, à cet instant fatal qui ne saurait plus être différé, parce qu'il est celui, où la jeune femme, liée par ce contrat solennel que le législateur a sanctionné, doit obéir aux devoirs conjugaux qu'elle a dit-on volontairement acceptés !

Nous nous sommes déjà amplement expliqué sur cette prétendue sélection matrimoniale, au chapitre du mariage légalement envisagé.

C'est à ce moment terrible que le voile se déchire et que cette timide créature, qu'on appelle une femme, doit apprendre à ses dépens, mais surtout au mépris de sa susceptibilité, de sa naïveté, et quelquefois enfin, au préjudice de sa santé ; les tristes réalités que jusques-là, on lui cachait aussi mystérieusement !

Quel inconvénient peut-on donc trouver, à cette époque, d'avertir une jeune fille qui, pour la première fois, paie son tribut à la puberté ; que le phénomène qu'elle subit, est analogue à un saignement du nez, dont la muqueuse congestionnée, laisse exsuder le trop plein ; et que dans l'espèce, l'accident qui se produit aujourd'hui, se reproduira normalement, physiologiquement tous les vingt-sept ou vingt-neuf jours, à moins de circonstances maladives particulières, que pourrait faire naître ses imprudences ou le manque d'observations aux règles hygiéniques que commandent ces périodes.

Que toutes les causes physiques ou morales qui peuvent suspendre, troubler, ou arrêter ces hémorrhagies périodiques, comme le refroidissement partiel ou total du corps, les excès d'alimentation, l'usage de liqueurs spiritueuses, les émotions profondes, les transitions brusques de température, etc., peuvent immédiatement compromettre la santé présente et future de celles qui, volontairement ou imprudemment, s'y exposeraient ; ce qui ne manquerait pas de les frapper d'une stérilité, que rien ne saurait réparer plus tard.

Quel inconvénient donc à leur faire comprendre, sinon maintenant, mais progressivement, avec le développement plus complet de l'intelligence et des organes génésiques eux-mêmes, à cette époque où elles peuvent être appelées à devenir mères.

Pourquoi, en définitive, retarder plus, pour leur apprendre que cette perte de sang, cette hémorrhagie est le phénomène pathognomonique de la séparation d'un ovule, ou d'un œuf : qu'il représente la ponte de nos animaux de basse-cour, poules, pigeons, faisans, etc.

Il est parfaitement démontré, que si toutes les jeunes filles, arrivées à la puberté, étaient prudemment et physiologiquement initiées; elles comprendraient d'elles-mêmes, l'obligation de se soumettre aux préceptes hygiéniques que nous leur imposons : et quelles seraient celles, qui se laisseraient tromper aux séduisantes promesses de ces jeunes amoureux, ou par d'autres personnes souvent d'un âge mûr, qui ne craignent pas de réveiller des instincts, des passions, que l'ingénuité ou même la bonne éducation tenait encore endormis ? Peut-on réellement blâmer, condamner, celles qui, dans l'état de notre civilisation présente, se laissent étourdir, entraîner à une première faute, qu'elles commettent le plus ordinairement sans se douter des conséquences auxquelles elle les expose ; le tort est donc au vice de cette éducation puritaine, mensongère, antiphysiologique et certainement plus immorale que celle que nous proposons.

N'est-il donc pas manifestement démontré, que la femme ne saurait impunément se soustraire aux obligations physiologiques qui la caractérisent. Tout en elle et autour d'elle, ne conspire-t-il pas pour l'inviter à cette satisfaction, que doit partager tout ce qui vit dans la nature, animaux et plantes ! Dans quel but se plairait-on plus longtemps à lui refuser les instructions les plus légitimes, celles au contraire qui peuvent, qui doivent faciliter son rôle et lui éviter toutes les péripéties de cette ignorance, de cet empirisme, qui depuis des siècles, est la seule, l'unique cause de la mortalité du premier âge, et des innombrables infirmités qui dépeuplent les sociétés, abatardissent les générations.

Aussi, pour notre compte, tout en laissant aux physiologistes spéciaux, le soin de suivre dans leurs moindres détails, les phénomènes essentiels de la reproduction chez toutes les espèces, nous n'en continuons pas moins à soutenir, qu'il est certaines connaissances physiologiques particulières, que les femmes, les mères et les nourrices, ne peuvent, ne doivent pas ignorer. Nous voulons-donc leur présenter convenablement, discrètement, en dépit des plus justes susceptibilités sociales, et du *schoking* de nos sensibles ladies, ces notions de Puériculture aujourd'hui reconnues indispensables.

En définitive, quel a pu être l'avantage de cette temporisation, à donner en temps opportun aux jeunes femmes, l'instruction matrimoniale dont nous parlons ?

de les condamner à subir les premiers assauts de cette nouvelle condition ; pour y perdre les derniers vestiges d'une illusion, qui ne laisse après elle que la honte et trop souvent des regrets superflus.

Si vous admettez maintenant, ce qui physiologiquement, est très possible, et arrive trop communément, que dans cette soumission toute passive; la victime de cette épopée conjugale puisse devenir mère, peut-on bonnement supposer que la femme conserve un bien légitime orgueil de cette ténébreuse leçon : est-il permis de penser qu'elle se sentira inspirée de sentiments bien affectueux, très-profonds, pour l'auteur d'une si triste victoire ; que son cœur de mère, que ses instincts, s'enflammeront d'un brûlant amour, pour ce fruit d'un premier rapport !

Nous poserons aux puritains philosophes, qui plaident la question du respect et des illusions, la question de savoir s'il existe beaucoup de jeunes femmes, qui puissent se soustraire à ce besoin général, de tout ce qui vit dans la nature et qui consiste dans le rapprochement sexuel? Comme nous l'avons déjà formulé, tout en elles et autour d'elles les y convie ; ce penchant, ce besoin est irrésistible ; et ce n'est jamais sans danger que chez l'homme comme chez la femme, on s'efforce d'y résister. Aussi pour nous justifier de toutes nos appréciations physiologiques un peu avancées, nous ferons remarquer, qu'il n'est personne à qui il faille apprendre l'usage des organes sexuels et les moyens de s'en servir. C'est donc fort à tort, et bien malicieusement, que quelques personnes avaient pu supposer que c'était là,le but de la Puériculture.

Si, **comme** nous pouvons l'espérer, nous sommes arrivé à démontrer que ces instincts,que la satisfaction de ces besoins physiologiques, sont essentiellement applicables à tous les êtres vivants, susceptibles de se reproduire, pourquoi donc laisser les jeunes femmes s'égarer dans toutes ces illusions éphémères, s'exposer aux tristes, quelquefois même aux coupables conséquences d'une pareille ignorance. Apprenons-leur au contraire très-franchement, que c'est dans les liens du mariage, au milieu de ces étreintes intimes et voluptueuses, que fait naître et sanctifie un légitime amour, que doivent se réaliser ces fonctions physiologiques universelles.

Que c'est dans ce concours réciproque des époux, que s'allume le flambeau de la vie de ce petit être, appelé à devenir l'objet de toute leur sollicitude, le mobile de leurs affections et le véritable centre des aspirations maternelles les plus sincères.

Personne ne désire plus que nous ménager la susceptibilité féminine, éviter de mettre en jeu cette légitime pudeur qui la caractérise ; mais à quoi bon cependant de lui dissimuler que c'est au milieu, ou par le fait même de cette commotion générale des participants que le fluide prolifique de l'un vient, imprimer l'activité fonctionnelle, la vie à l'ovule, à l'œuf secrété par l'ovaire de l'autre ; que c'est en définitive, à ce moment suprême, inutile à décrire aux personnes qui l'ont une fois éprouvé, au milieu de cet ébranlement comparable à l'étincelle électrique qui favorise la réunion du gaz chlore avec l'hydrogène, pour constituer l'acide chlorhydrique ; que c'est, dans ce mystérieux concours d'effets physiologiques , inexplicables , que s'éveille cette nouvelle existence, dont nous allons tout à l'heure, étudier les métamorphoses et le développement physiologique complet.

CHAPITRE IX.

DES OVAIRES, DES OVULES, DES OEUFS.

Les considérations anatomiques que nous avons précédemment formulées sur les ovaires, nous dispenseront d'y revenir dans ce chapitre, ce qui nous permettra d'étudier plus spécialement la composition intime des ovules ou des œufs, dans l'espèce humaine particulièrement.

C'est généralement en comparant le mode de reproduction des différentes espèces végétales, que nous pourrons faciliter aux jeunes femmes, les interprétations physiologiques que nous voulons mettre à leur portée.

Pour celles qui l'ignoreraient, nous commencerons par leur dire, que si dans l'étude des végétaux on rencontre un assez bon nombre d'espèces, qui jouissent du privilège de réunir sur un même sujet, les organes sexuels des deux genres, indispensables à la reproduction, nous voulons dire les organes mâles et femelles; cette circonstance est bien plus rare chez les animaux, surtout dans ceux qui appartiennent à l'ordre le plus élevé dans la création.

S'il est assez commun de voir la fécondation s'accomplir dans les espèces végétales, par l'intervention des vents ou de certains animaux, qui servent à transporter le produit vivificateur de l'organe mâle, sur l'appareil gestateur de l'individu femelle, bien que placé à des distances considérables; ces phénomènes physiologiques s'accomplissent plus régulièrement, on pourrait dire plus paisiblement, dans les espèces animales à sexes séparés, et cela, grâce à la mise en activité d'organes spéciaux à chacun d'eux, exclusivement réservés à cette destination.

Aussi, pour que la fécondation puisse s'effectuer convenablement, il importe que la liqueur prolifique que sécrète les organes sexuels du mâle, soit physiologiquement constituée, complètement élaborée, réunissant les conditions physiques et chimiques que lui donnent la santé, la force et l'activité vitale de l'individu qui la fournit. Que ce produit de sécrétion soit modérément dépensé, au milieu des excitations génésiques qui développent et entretiennent ces appétits physiologiques, au milieu de ces douces émotions du commerce intime de la vie conjugale.

C'est sous l'empire de cet érétisme physiologique partagé par les conjoints, que l'appareil génital du mâle, porté à ce degré d'excitation, peut aller déposer dans les profondeurs des organes copulateurs de l'individu femelle simultanément congestionné ; ce produit physiologiquement élaboré, cette liqueur séminale, qui une fois en contact avec l'ovule, l'œuf, y suscite une foule de transformations physiogéniques particulières, que nous allons étudier actuellement.

Dans les espèces végétales, les graines ou fruits, (c'est la qualification que leur accordent les botanistes,) sont des produits physiologiques qui, se développent dans certaines parties du végétal, auxquelles on donne le nom d'ovaire, et qui succèdent ordinairement à la fleur ; ce sont des cellules plus ou moins complexes, des cavités plus ou moins spacieuses, où l'on rencontre un nombre toujours très-variable, d'ovules ou de graines. Ces nouveaux produits, ces individus, à ce premier temps de leur organisation, ne possèdent encore aucune existence indépendante, ils font partie intégrante du végétal qui les contient ; pour qu'ils puissent acquérir cette activité vitale, particulière qui constitue leur individualité, leur indépendance physiologique, il faut l'intervention directe, immédiate d'une poussière particulière que lui fourniront les organes sexuels mâles, les anthères de la fleur de la même espèce, et qui, généralement, se trouve à proximité de celle-ci. Cette poussière que l'on rencontre sur les anthères s'appelle pollen, entièrement analogue à la liqueur séminale des espèces animales, c'est elle qui développe et transmet cette activité physiogénique, caractéristique de la fécondation.

Dans les végétaux comme chez les animaux, cette transmission, ce développement des aptitudes à la viabilité, ne se peut accomplir qu'à certaines époques particulières de la vie de ces individus, que l'on appelle maturité dans les végétaux et puberté chez l'homme et les animaux.

Il reste donc parfaitement démontré, que le phénomène de la reproduction ne s'accomplit que par l'intervention des œufs, et comme l'a dit Aristote : *omne vivum ex ovo*.

Dans les espèces animales comme chez l'homme, l'œuf est un produit physiologique, qui présente une conformation spéciale, suivant les espèces chez lesquelles on l'étudie, et plus particulièrement encore suivant les conditions physiologiques qui président à son développement utérin.

Sans nous perdre dans des digressions scientifiques qui ne manquent pas d'intérêt, nous nous bornerons à n'étudier ici que l'œuf humain.

L'ovule, que nous avons déjà dit, se développer dans les ovaires de la femme à l'époque de la puberté seulement, apparaît au centre de chaque cellule ovarique, appelée pour cette raison ovisac ou vésicule de Graaf ; sous la forme d'une granulation opaque, composée d'une enveloppe transparente, d'une épaisseur très-considérable, relativement au volume de l'ovule ; cette membrane appelée membrane vitelline, est très-friable et contient dans son intérieur, le vitellus ou jaune de l'œuf; constitué par un amas de granulations élémentaires, rassemblées et unies entre elles, par un liquide visqueux, ce qui donne à cet ovule une consis-tance semi-liquide.

Dans l'intérieur du jaune ou *vitellus*, on trouve une vésicule arrondie, remplie d'un liquide transparent, qu'on appelle la vésicule germinative, elle se déchire, se détruit avec la plus grande facilité. Dans son plus grand développement elle-mesure environ 1/30ᵉ de millimètre de diamètre.

On a encore donné à cette vésicule germinative le nom de vésicule de Purkinge, du nom de l'auteur qui, le premier, l'a signalée dans l'œuf des oiseaux, avant **M.** Coste, qui en a reconnu l'existence dans l'œuf des mammifères.

La vésicule germinative présente elle-même dans son intérieur, un petit amas granuleux, moins trans-parent, qui fait tache sur la diaphanéité de la vésicule; point auquel Wagner, a donné le nom de tache germi-native.

Avant de continuer l'étude des parties constituantes de l'œuf, nous appellerons l'attention de nos lecteurs sur plusieurs points importants :

1° L'absence d'albumen ou de blanc d'œuf dans l'es-pèce humaine ;

2° L'exiguité de ce produit physiologique chez

l'homme, comparé aux dimensions qu'il présente dans certaines espèces animales ;

3° La friabilité particulière de cet appareil de la reproduction, pour éclairer l'étude et l'hygiène des différentes époques de la fécondation et de la gestation.

Quel est le physiologiste qui ne saurait constater ici, une fois de plus, l'intervention de la divine puissance qui a présidé à l'organisation de toutes ces opérations, qui a su assigner à chaque organe, à chaque appareil, le rôle qu'il aurait à remplir, dans la réalisation de ces mystérieuses fonctions ?

L'œuf humain n'étant pas, comme celui des animaux gallinacés et des autres espèces volatiles, appelé à conserver indéfiniment ses aptitudes et sa viabilité, rien ne pouvait motiver qu'il fût, comme ceux-ci, fourni d'une enveloppe protectrice aussi résistante, d'un teste calcaire comme le présente l'œuf des différentes espèces auxquelles nous faisons allusion ; par la même raison, comme il n'est point exposé à se pourvoir par lui-même de ses éléments de nutrition, jusqu'au jour où les conditions de l'incubation ou de la couvée, l'appelleront à cette existence individuelle, à ce réveil physiologique, qui constituera sa véritable existence indépendante. Il devenait inutile, de le charger de cette masse albumineuse, qui forme en quelque sorte plus de la moitié du volume des œufs auxquels nous le comparons.

Ce qui justifie ces appréciations physiologiques, c'est d'autre part, le procédé et l'époque à laquelle s'accomplissent les opérations complémentaires de ce travail physiologique.

Tous les observateurs savent parfaitement, que l'œuf des animaux gallinacés, est fécondé avant son arrivée dans l'oviducte ; que c'est une des fonctions intéressantes de cet appareil, de le voir sécréter un produit physiologique particulier, qui jouit de la propriété d'émailler la membrane vitelline de l'œuf, exactement comme l'émailleur de porcelaine, émaille l'assiette ou la tasse de kaolin, préparée pour la cuisson. Ce qui démontre que l'influence de la fécondation n'est pas étrangère à ce phénomène physiologique, c'est que l'on rencontre assez communément des poules ou autres volatiles, qui pondent des œufs, sans avoir subi l'influence de la liqueur prolifique du mâle ; dans ces conditions, leurs œufs sont généralement privés de teste et sont manifestement inféconds. Nous verrons d'ailleurs plus tard comment cette divine Providence, a pourvu à la nutrition particulière de l'œuf humain, pendant tous ses pérégrinations depuis l'ovaire, jusqu'à la naissance de l'enfant, au jour de l'accouchement.

Si, d'une part, l'absence de cette réserve nutrimentive concourait à diminuer le volume de ce produit physiologique dans l'espèce humaine, il convenait de lui donner une constitution et des proportions, qui se prêtassent aux différentes pérégrinations, qu'il devait effectuer, depuis sa sortie de la vésicule de Graaf ou de l'ovisac, jusqu'à son arrivée dans l'utérus ou l'appareil gestateur proprement dit. Nous nous croyons autorisé à établir, qu'à ce point de vue, le volume de l'œuf chez les espèces animales, est d'autant plus considérable qu'il jouit d'une plus grande longévité ovique, et que la période de la couvée ou de l'incubation est elle-même plus prolongée ; n'oublions pas d'ajouter, que les proportions de l'animal qui doit en sortir, influent sensiblement aussi, sur le volume des parties constituantes de cet œuf et de ses composants.

Pour terminer enfin, ce que nous voulions dire au sujet de la friabilité des ovules humains, comparés à ceux des autres animaux. Nous ferons remarquer, que cette absence d'enveloppe protectrice, calcaire, de membranes accessoires comme on les rencontre dans les œufs des gallinacées ; les place dans des conditions toutes particulières capables de faire comprendre aux jeunes femmes, que ces compressions des parois abdominales, exercées par des buscs, des baleines, des corsets trop serrés, peuvent souvent concourir à l'écrasement de ces produits ; que les chutes brusques, les commotions produites par les promenades en voitures mal suspendues, le saut d'un lieu élevé, des escaliers irréguliers ; en un mot, tout ce qui peut, d'une manière ou d'une autre, exercer une pression un peu considérable sur l'utérus gravide, comme la constipation, la réplétion exagérée de la vessie, etc., etc. Toutes ces circonstances peuvent, à différents degrés, concourir à la rupture de l'œuf, provoquer des arrêts de développement, aux différentes époques de la gestation et compromettre d'une manière plus ou moins directe et absolue, la viabilité de l'enfant et la santé présente de la mère.

C'est incontestablement, dans des études de ce genre, qu'il appartient de suivre une à une, toutes les conditions qui se rattachent, de près ou de loin à la santé, à la constitution des individus ; la solution de toutes ces questions ne pouvait trouver place dans un cours d'accouchement, dans des leçons d'hygiène ou de physiologie de la première enfance et moins encore dans un cours de clinique des maladies de cet âge, l'enfant, à ce moment, ou ce qui le représente, n'est encore qu'à l'état d'ovule, d'œuf, et n'est point encore accessible, aux influences médicatrices ou profilaxiques des jeunes mères ou des nourrices ; nous ne dirons pas des médecins, surtout, quand l'étude de la Puériculture, aura conquis dans la science, la véritable place qui lui appartient.

La dernière question qu'il convient d'étudier, relativement à ces produits physiologiques que l'on qualifie d'ovules, d'œufs, consiste à préciser l'époque de leur développement anatomique et physiologique dans les appareils qui les produisent.

Il nous paraît parfaitement logique de poser en principe, que si d'une part, les organes testiculaires existent anatomiquement chez les jeunes garçons, dès les premières années, c'est-à-dire à sept ou huit ans, rien ne prouve, qu'à cette période, ils satisfassent aux fonctions physiogéniques qui les attendent ; pourquoi donc les physiologistes se plairaient-ils à accorder aux ovaires, une prééminence fonctionnelle, qui pourrait faire supposer que les ovules apparaissent, dans les vésicules de Graaf, dans

les ovisacs , à une époque antérieure à la puberté ?
N'est-ce pas, en effet, à cette époque seulement,
qu'apparaît aussi chez l'homme le produit physiologique de l'appareil séminifère !

La seule induction que nous voulions tirer de cette
analogie, consiste à faire remarquer que le produit
de sécrétion prolifique que fournit le testicule, tout
comme l'ovule que contient l'appareil ovifère de la
femme, se trouvent subordonnés aux dispositions
constitutionnelles, physiologiques, particulières aux
individus en observation. Ce qui n'empêche pas de
faire remarquer, que les appareils, testicules et ovaires
préexistent nécessairement à la fonction qu'ils doivent remplir : que, par conséquent, ils restent
solidaires du principe vital, de l'élément vivificateur, qui a présidé à leur première réalisation,
c'est-à-dire à la mise en activité physiogénique, des
éléments anatomiques qu'a réveillé, allumé le congrès fécondant des auteurs de leurs jours. Cette
corrélation des produits physiologiques, avec les
fonctions qui les produisent, n'a d'autre intérêt que
celui qui peut concourir à faire comprendre, la sympathie physiologique ou pathologique qui peut, qui
doit exister entre les enfants et leurs père et mère.
C'est d'ailleurs par cette appréciation toute physiologique, que nous serons conduits à établir directement, les resssmblances physiques ou morales, qui
existent si communément, entre les grands parents
et les petits enfants. Conditions particulières, qui
ont été depuis longtemps déjà constatées par les phy-

siologistes, et auxquelles on a donné la qualification d'atavisme. Nous y reviendrons plus tard, à propos du développement anatomique de l'œuf au moment de la fécondation.

C'est en effet, à ce concours de circonstances, que l'on peut directement rapporter, la relation de cause à effet, des ressemblances physiques ou morales, que l'on observe assez généralement, entre les grands parents et les petits enfants.

CHAPITRE X

PHISIOLOGIE DE LA FÉCONDATION.

Les analogies que jusqu'ici, nous nous sommes efforcé de tirer des végétaux et des animaux, pour faciliter l'interprétation physiogénique de la reproduction dans l'espèce humaine, nous conduit à préciser plus catégoriquement encore la relation de cause à effet, entre les produits engendrés et les individus qui les fournissent.

Nous avons précédemment indiqué, que les agens indispensables à la reproduction, consistaient d'une part, dans les ovules que sécrétait, ou auxquels donnait naissance l'ovaire; que d'autre part, le mâle fournissant par l'intermédiaire des testicules, une liqueur particulière, dont la propriété caractéristique était de féconder l'ovule, de lui donner le mouvement et la vie; exactement tout comme le pollen des fleurs, vivifie et anime la graine ou l'ovule cachée dans les cellules de l'ovaire, qu'a fourni l'individu femelle.

Personne n'ignore, que si la fécondation dans les uns comme dans les autres, est un des éléments de la reproduction physiologiquement parlant ; il ne s'en suit pas moins que les produits vivifiés, fécondés, ne peuvent arriver au développement anatomique qui les individualise, qui les personnifie ; sans le concours de la digestion. Il faut de toute nécessité, que ces nouveaux produits trouvent quelque part, les éléments de cette nutrition, de cette assimilation interstitielle, moléculaire, appelée aussi catalyse organisatrice, qui s'opère dans les uns comme dans les autres, de deux manières différentes, suivant les époques auxquelles on les étudie ; nous voulons parler de leur existence embryonnaire par la mère, et de leur vie libre, indépendante, qui se réalise à la séparation du fruit chez les végétaux ; à la naissance de l'enfant, dans l'espèce humaine. Ces deux modes de développement, s'effectuent similairement dans toutes les espèces, par l'intermédiaire d'organes ou d'appareils relatifs à l'âge, comme aux aptitudes physiogéniques qui les caractérisent.

Les fruits arrivés à maturité, et par conséquent pourvus des éléments de vitalité que leur ont communiqué les propriétés fécondantes du pollen à l'époque de la floraison, continuent à végéter, c'est-à-dire à se compléter dans leur organisation intime, à se constituer des individualités particulières, qui, pour jouir des bénéfices de leurs nouvelles aptitudes, n'attendent plus que le concours de circonstances spéciales, qu'ils pourront rencontrer dans la réalisation d'un milieu; de conditions atmosphériques, météréologiques, ou, ce qui est plus matériel, d'un terrain, où ils puissent trouver les éléments d'assimilation, de nutrition, que leurs organes sont prêts à s'approprier.

Pour compléter cette pittoresque peinture, que nous nous sommes permis de faire, entre les animaux et les plantes, pour aider à l'intelligence de ces questions physiologiques ; nous ajouterons que la séparation de ces fruits avec les arbres qui les supportent, s'effectue le plus ordinairement à leur maturité, par l'intervention du vent qui vient secouer les branches auxquelles ils étaient appendus. Si quelques-uns de ces derniers, en raison de leur volume, de leur constitution, trouvent en tombant, la terre promise à leur nutrition, en un mot le moyen direct de se reproduire ; les botanistes savent qu'il en est un assez grand nombre, pour lesquels la Providence a usé de procédés fort ingénieux, en leur fournissant des moyens de transport, ou de locomotion. Nous ne citerons comme exemple, que la fleur du *taraxacum dens leonis* (pissenlit), que tout le monde connait, et qui s'envole au moindre souffle, emportant sur des ailes légères, une graine dont le développement pourra s'accomplir quand, dans sa course toute aérienne, elle arrivera à se déposer, dans un terrain propice à son implantation.

A ce dernier point de vue, tout en tenant compte de

la solidarité physiologique de ces nouveaux produits avec les individus qui leur ont donné naissance ; il n'en résultera pas moins, que les nouvelles conditions dans lesquelles ces fruits vont se trouver transportés. Ces terrains pourront, devront leur imprimer les qualités physiques et physiologiques qui les caractérisent, ce que dans le langage agricole, on appelle le terroir ou le cru. De même, nous pourrons prouver, que si les œufs des espèces animales, et même ceux de l'homme, doivent partager les conditions constitutionnelles du père et de la mère qui les auront engendrés; à plus forte raison partageront-ils les aptitudes spéciales de ceux qui les auront vivifiés et qui auront fourni à leur développement anatomique, ce qui, dans le langage scientifique, s'appelle atavisme.

Si, comme nous venons d'essayer à le prouver, l'air ou les animaux, sont des moyens de transplantation, favorables à la propagation des espèces végétales, nous ne saurions manquer de faire ressortir l'analogie qui existe avec le procédé physiologique dont se sert la nature, pour produire les déplacements que l'œuf, né dans les vésicules de Graaf, doit subir pour venir dans l'utérus, puiser les éléments de son développement anatomique pendant la période de gestation.

Mais avant de passer à l'étude des questions relatives aux différentes migrations que l'œuf humain doit accomplir, pour venir puiser dans les appareils générateurs, les éléments de nutrition que ces derniers lui doivent fournir, à raison de l'absence de l'albumine des autres œufs ; n'omettons pas de faire remarquer, que l'ovule, que fécondent les individus qui obéissent aux instincts de la fonction de la reproduction ; est précisément un produit physiologique tout développé, tout organisé, et par conséquent indépendant de la fonction physiologique actuelle, qui ne fait que lui donner le principe vital qui lui manquait.

C'est en effet, comme on va le comprendre, par l'évolution ultérieure et progressive de cet ovule fécondé aujourd'hui, que vont apparaître dans ce nouvel être, jour par jour, un à un, chacun des appareils, des organes qui constituent l'individu dont cet ovule n'est que le point de départ.

Par conséquent, ce nouveau produit, ce nouvel être, va, se pourvoir, lui aussi, d'ovaires où apparaîtront à l'âge de la puberté, des ovules, des œufs; qui, par conséquent, resteront jusque-là, sous l'empire de la disposition physique et physiologique de ses auteurs, c'est-à-dire des instigateurs du principe vital, de l'élément vitalisant du grand père et de la grand'mère; voilà réellement la filiation physiogénique de l'atavisme. ?

C'est définitivement en tenant compte de ce rapport physiogénique incontestable, que nous pourrons fournir la raison, d'une foule de considérations physiques, physiogéniques, anatomiques et pathogéniques, entre les ascendants et les petits enfants d'une même lignée, trouver la cause de ces altérations constitutionnelles, héréditaires, qui ont souvent présenté cette étrange particularité, de sauter, comme on dit, une génération ; d'expliquer d'une façon aussi satisfaisante que possible; ces sympathies en quelque sorte plus intimes, poussées parfois à l'exagération; des grands parents pour leurs petits enfants.

Ces nouvelles considérations, nous permettent de constater, que les phénomènes physiologiques de la fécondation, s'effectuent décidément sur des produits arrivés à un degré de développement physique, anatomique, relatif à ce qui peut leur imprimer une constitution originelle déterminée, et dont les physiologistes, aussi bien que les familles, doivent tenir compte, tant au point de vue de la viabilité présente, qu'au point de vue de la santé à venir.

Il ne nous reste plus actuellement, qu'à étudier comment se réalisent ces phénomènes de fécondation, et comment l'œuf fécondé, arrivera à subir dans les appareils gestateurs de la mère, les transformations physiogéniques, qui lui permettront de conquérir à un moment donné son individualité, sa vie propre, indépendante.

Les physiologistes, aussi bien que les gens du monde, reconnaissent que c'est dans ces intimes et voluptueuses relations conjugales, que s'accomplissent ces échanges réciproques, ces commotions électriques, qui annoncent aux participants, qu'une nouvelle existence a pu se réaliser, un nouvel être se constituer.

Que cette secousse physiologique, que cet ébranlement organique, soit la cause ou l'effet de cette fonction, de cette concession de deux êtres, étroitement confondus pour les besoins des autres! toujours est-il, que c'est le moment fatal, où l'ovule, l'œuf, physiologiquement impressionné, fécondé, va quitter la vésicule de Graaf, l'ovisac où, jusques-là, il était demeuré.

Véritable coup de vent physiologique, qui, mettant en émoi, l'ovaire et ses annexes, les dispose à compléter les différents temps de cette période de la reproduction.

L'ovaire, directement stimulé, se trouve dans un état d'érétisme particulier, qui le fait se contracter, de façon à forcer la vésicule de Graaf dont l'ovule est à maturité, à rompre les membranes qui le contiennent ; à ce moment, ce produit, nageant au milieu de cette liqueur particulière que renferme la vésicule ; liqueur à laquelle on a donné le nom *cumulus-proligère*, sont immédiatement reçus dans le pavillon de la trompe, dont la synergie physiologique s'est simultanément réveillée. L'ovule et son véhicule sont à ce moment, exactement renfermés dans le pavillon de la trompe et ultérieurement dirigés vers l'orifice interne de l'utérus *(ostium uterinum)*, au centre duquel, ils arrivent en un temps variable qui peut être d'une heure à quelques jours.

Entre le moment de la copulation et celui du début de la gestation, il est assez facile de comprendre que bien des circonstances particulières, physiques, physiologiques ou pathologiques, peuvent venir entraver la marche lente et régulière de cet ovule, du point de départ de l'ovaire, à son moment d'arrivée dans la matrice ; et qu'à cet égard. toutes les causes physiques ou morales qui seraient de nature à surprendre la jeune femme au milieu de ces nouvelles fonctions; peuvent, si non produire l'avortement, au moins concourir à déterminer toutes les éventualités fâcheuses possibles ; comme les grossesses anormales, ovariques, tuber, abdominales, etc. ; constituer des arrêts de développement de toute nature; enfin, préparer à la mère ou à l'enfant toutes les altérations imaginables. Nouvelles preuves en faveur de cette éducation maternelle, que la Puériculture seule est en droit de réaliser, en continuant à étudier un par un, jour par jour, la marche et le développement anatomique et physiologique de l'œuf humain, dans les différentes phases de la fécondation et de la gestation proprement dite.

Il est donc, à ce double point de vue, utile, indispensable, que les femmes, que les jeunes mères sachent : que l'ovule, à son départ de la vésicule qui le contenait, bien que pourvu du *cumulus proliger* dont nous avons parlé, va trouver dans le pavillon de la trompe, dans le canal qui lui succède, un produit de sécrétion qui, tout en concourant à faciliter sa migration vers la matrice, jouit aussi de la propriété de servir à son développement, à sa nutrition momentanée; jusqu'à l'instant où, tombant dans la cavité utérine elle-même, préparée *ad hoc*, il va définitivement trouver des éléments plus appropriés et dont les transformations, importent encore considérablement aux jeunes mères, tant, tous les produits de sécrétion ou d'excrétion qu'elles doivent fournir, agissent physiologiquement ou pathologiquement, à raison de l'état de santé qui les caractérisent, de la bonne ou mauvaise hygiène à laquelle elles se soumettent pendant toute la durée de ces conditions fonctionnelles, d'un nouveau genre et qui constitue, à proprement parler, l'hygiène de la grossesse, (*voir le Code des jeunes mères*), sur laquelle elles ne possèdent que de fausses appréciations, ou des données réellement insuffisantes.

Comment pourrait-il en être autrement, dans une société, où l'étude de la physiologie, relative à la jeune mère et à la nourrice, est considérée comme un manque de bienséance, et presque un attentat à la morale ? Et c'est dans un tel état de choses, que l'on prétend exiger des jeunes femmes, ces notions intuitives, ces qualités instinctives, destinées à soustraire les générations futures, à toutes les diathèses herpétiques, goutteuses, rhumatismales, syphilitiques et scrofuleuses, etc., etc.

CHAPITRE XI

PHYSIOLOGIE DE LA GESTATION (GROSSESSE).

Bien qu'en réalité, la grossesse commence au moment même de la fécondation, ce dont témoigne évidemment toutes les modifications physiologiques particulières, que ressent la femme à ce moment critique ; changements qui restent l'expression de la fonction physiologique, toutes les fois qu'ils se succèdent avec calme et régularité ; cette nouvelle condition n'étant qu'une fonction naturelle, elle ne devient une maladie que par le fait des imprudences ou de l'inobservation des lois physiologiques qui la constituent. Nouvelle preuve, à l'appui de cette nécessité, d'instruire les jeunes femmes des circonstances spéciales qui peuvent leur faciliter la tâche qu'elles ont à remplir pour être de véritables et bonnes mères.

Cette première époque de la fonction génésique dans laquelle on étudie l'ovule à son berceau, la modification physiologique qu'il éprouve par la fécondation, les changements particuliers que lui font subir, chemin faisant, les différents produits que lui fournissent les appareils qu'il traverse, jusqu'à son arrivée dans l'utérus, caractérisent, à proprement parler, la première période à laquelle nous donnerons le nom de vie ovulaire.

Pour la différencier des deux périodes suivantes que nous allons étudier et qui sont généralement désignées par les termes de vie embryonnaire et de vie fœtale. La première comprenant toutes les particularités anatomiques et physiologiques que présente l'ovule du moment de son implantation dans l'organe gestateur, la matrice ; jusqu'à l'époque de trois mois et demi à quatre mois ; qui, en physiologie légale, est considéré comme l'instant où l'individu, l'enfant, est en possession des organes et appareils qui peuvent lui permettre l'accomplissement de fonctions relativement compatibles avec une individualité proportionnelle. C'est aussi à ce moment que les législateurs ont cru devoir fixer l'époque où toute tentative de destruction devenait un infanticide, un meurtre justiciable des lois civiles.

La seconde période, ou dernière de la vie intra

utérine, se désigne par l'expression de vie fœtale et compte l'intervalle qui s'écoule à partir de quatre mois, à la fin de la grossesse ou le jour de la naissance. Chacune d'elles, comporte une foule d'appréciations hygiéniques particulières, qui ne peuvent se déduire que de la connaissance plus ou moins exacte et complète, des fonctions physiologiques qui unissent l'enfant à sa mère et réciproquement.

Ainsi donc, l'ovule modifié, transformé, préparé au développement anatomique et physiologique qui l'attend; fait son entrée dans la cavité utérine, entouré du produit de la vésicule, c'est-à-dire du cumulus proliger, augmenté des sécrétions spéciales qu'il a rencontrées dans le parcours du pavillon et du canal de fallope; aussi, les dimensions qu'il présente à cette époque, sans excéder plus d'un vingtième de millimètres, ne laissent pas que de témoigner d'un notable développement. C'est dans ces conditions qu'il apparait dans la cavité utérine elle-même, disposée à le recevoir; par le fait même de cet érétisme physiologique qu'a provoqué le congrés fécondant dont il a été question. A cette époque, l'espace triangulaire qui constitue l'aire de la cavité utérine, est rempli d'une liqueur plastique, que certains auteurs regardent comme composée en partie de la liqueur séminale du mâle et d'une exsudation particulière de la muqueuse utérine.

Ce produit, déjà modifié par l'activité physiologique de cette première période, serait destiné à recevoir l'ovule, et la coagulation de ses éléments albumineux, servirait à constituer ultérieurement la membrane caduque de quelques auteurs.

Dans cette hypothèse, l'ovule dont la membrane propre (vitelline) , sensiblement modifiée dans son aspect physique, par l'influence des sécrétions que nous avons dit lui être fournies par la trompe et la muqueuse fallopienne, présente une surface rugeuse, un peu chagrinée, elle a perdu de son vernis primitif : déjà amincie, des productions filiformes, tomenteuses, semblent envahir toute sa surface, lui donner en quelque sorte l'aspect d'un cocon de vers à soie ; et tandis que la grande majorité de ces villosités de la surface du chorion, disparaissent, se flétrissent, s'atrophient, au moins toutes celles qui sont en contact avec la liqueur plastique dont est rempli l'utérus ; toutes celles au contraire, qui se trouvent en rapport plus immédiat avec la muqueuse utérine elle-même, paraissent prendre plus d'activité, plus de vie, elles s'allongent de jour en jour, se condensent bientôt en plusieurs groupes spéciaux, qui vont constituer ultérieurement le cordon ombilical et son prolongement vasculaire, en forme de masse spongieuse, appelée *placenta*.

Ce nouvel organe, intermédiaire à l'œuf dont il émane, et à la mère avec laquelle il va tout à l'heure se confondre ; constituera un centre physiologique spécial, au sein duquel s'accompliront les phénomènes physiogéniques de la nutrition, de la circulation et de la respiration provisoire de l'embryon et du fœtus.

En effet, les villosités primitives dont la membrane vitelline se recouvre à son arrivée dans la matrice, finissent par produire sur cette muqueuse avec laquelle elles se trouvent en contact, une sorte de surexcitation particulière que l'on pourrait jusqu'à un certain point comparer à celle que produit sur la conjonctive ou tout autre muqueuse, un corps étranger quelconque; cette surface s'irrite, la tunique s'épaissit, s'injecte, physiologiquement parlant elle se phlogose, s'enflamme, et bientôt les éléments qui la composent se dissocient, l'Epithélium se ramollit et elle se prête à une exsudation plus ou moins active, que dans l'état maladif, on caractérise par l'expression de *muco-pus*, et dans l'état physiologique, de sécrétion plastique.

C'est au milieu de ce plasma, que se plongent peu à peu les villosités du chorion; elles s'y insinuent exactement comme les radicelles du lierre *(hedera helix)*, s'accrochent à la surface des grands végétaux qui servent à leur développement, véritables parasites qui trouvent tout élaborés, les produits assimilables qui peuvent et doivent servir à leur organisation; nouvelle preuve en faveur de cette confirmation physiologique que l'homme est le premier parasite de sa propre espèce.

Au demeurant, l'intrication progressive des productions vasculaires condensées du chorion, concourt à constituer une sorte de cordon plus ou moins considérable, d'un volume et d'une longueur qui varie, avec chaque individu, et qui se compose des artères et des veines ombilicales réunies par la présence d'un produit gélatiniforme, appelé gélatine de Warthon; le tout enfermé dans une gaine cylindrique, souvent noueuse, étranglée d'espace en espace, que lui constitue un prolongement de la caduque réfléchie ; elle contribue par sa présence et sa continuité, sur toute la face interne de la cavité utérine, à augmenter les rapports de contiguité qui rattachent le fruit à la mère, à faciliter par conséquent ces échanges successifs et permanents que l'enfant emprunte aux éléments physiogéniques du sang maternel.

Pendant cette succession d'actes physiologiques, qui provoquent les adhérences plus ou moins intimes du placenta à la face interne et dénudée de la matrice ; au moyen de ces bourgeons charnus que l'on appelle cotyledons et dont la contiguité est subordonnée à la durée de la gestation proprement dite. Il n'est pas sans intérêt pour l'étude de la Puériculture, d'apprécier aussi complète ment que possible, les conditions physiologiques qui les caractérisent.

En tant qu'appareil de circulation, de nutrition, de respiration pour l'enfant ; cette étude, confirmera toutes les mesures hygiéniques, que les jeunes mères doivent naturellement s'imposer pendant toutes les périodes de la gestation et de la grossesse.

Si jusqu'ici, les appréciations anatomiques et physiologiques que nous nous sommes attaché à préciser, ont pu faire comprendre le procédé suivant lequel, s'établissent les rapports de contiguité entre la mère et l'enfant ; il ne sera pas moins intéressant et surtout moins important, de démontrer comment s'effectuent les différentes fonctions physiogéniques de l'enfant ou plutôt de l'embryon, par la seule juxtaposition des organes au centre desquels s'accomplissent ces transformations élémentaires des produits assimilables, fournis par les appareils incomplèts de ce nouveau produit, (l'embryon).

Les anatomistes et les physiologistes savent parfaitement que les dimensions des globules sanguins de l'individu adulte; (la mère); ne sauraient leur permettre de circuler dans les capillaires d'un embryon, que d'ailleurs les propriétés physiologiques du sang rutilant et complet de la femme à l'âge de la puberté, ne saurait convenir à la mise en activité physiogénique d'appareils, d'organes aussi sensibles, aussi délicats que ceux d'une ovule en voie d'édification, nous verrons d'ailleurs plus tard, que ce n'est pas la seule circonstance dans laquelle la nature se soit montrée si physiogéniquement prévoyante. Ceci démontre même par anticipation qu'elle a toujours eu l'intention de réglementer l'hygiène ou la fonctionalité physiologique avec l'âge et les aptitudes des sujets.

Aussi, dans la circonstance présente, c'est-à-dire dans la succession des phénomènes physiogéniques de la nutrition, de la circulation et de la respiration de l'ovule, de l'embryon et du fœtus; les choses se passent d'une manière vraiment admirable et indispensable à connaître, même pour les jeunes mères. En effet nous verrons plus loin que dans l'œuf, la tache germinative à son premier temps d'évolution, d'organisation physiogénique, donnera primitivement lieu, à une circulation particulière très-circonscrite d'abord; un véritable tourbillon se manifeste dans le centre vitellin, vers les radicules du chorion. Ce centre giratoire s'élargit peu à peu, mais toujours dans le même sens ; absolument tout comme une eau qui est sur le feu, donne lieu à un échange des molécules dilatées, par le calorique, s'élève à la surface du liquide, pour faire place à celles qui, plus froides, viennent les remplacer.

Chez l'embryon qui s'organise, les molécules primitivement plastiques partant du centre vitellin, viennent se mettre en rapport avec les éléments plus vitalisés du sang maternel, accumulés dans les cotyledons *utero placentaires*, sans que pour cela, ces derniers passent directement dans les vaisseaux capillaires de l'œuf ou de ses annexes ; l'implantation immédiate des vaisseaux placentaires dans les cotyledons utérins, sert d'autre part à favoriser l'absorption endosmotique, des éléments assimilables, préparés *ad hoc*, par la fonctionnalité temporaire de l'utérus. C'est par ce nouveau concours de circonstances physiologiques, que s'accomplit le développement progressif de l'œuf, sans que jamais le sang maternel passe en nature, dans les organes du nouveau produit, de l'embryon et du fœtus.

C'est encore une nouvelle preuve à l'appui de tant d'autres, pour veiller avec sollicitude pendant toute la durée de la gestation à la santé particulière de la mère ; à réaliser en sa faveur et au profit de son enfant, les conditions de la vie physiologique la plus sévère et la plus parfaite. Tout ce qui précède prouve que les éléments d'assimilation destinés à l'enfant seront puisés, empruntés, aux produits élaborés, préparés par la mère. Or telle sera la santé de la mère, telle sera la force, la constitution de l'enfant, *ea est mater, ea est filia.*

S'il restait encore dans l'esprit des physiologistes, quelques doutes sur la réalisation de ces phénomènes fonctionnels, sur les acquisitions de l'œuf aux dépens de la mère; nous n'hésiterions pas à compléter notre appréciation par l'exemple des végétaux, dont les racines, plongent dans la terre pour y puiser, non l'eau en nature, telle qu'elle y circule, mais, qui bien certainement, y est absorbée, assimilée, éléments par éléments (*oxigène, hydrogène*), de même que les feuilles ne respirent pas l'air en nature, mais y distillent l'azote et le carbone nécessaire à l'activité physiologique des appareils qui servent à leur viabilité, à leur respiration.

Dans ces opérations de véritable chimie vivante, chaque organe, chaque appareil modifie, digère, élabore à son profit, à sa façon, les éléments qu'il emprunte aux milieux qui les fournit; en phytologie on désigne ces fonctions par l'expression de végétation, en physiologie animale, nous leur appliquerons la qualification de génération, de biogénie !

Nous ajouterons en terminant, que toutes ces particularités physiogéniques, trouvent leur complète confirmation, dans la régularité, comme dans la conformité, des appareils qui leur servent de base, et les produits qui en résultent tirent leurs qualités, du degré de fonctionnalité qui les caractérise.

CHAPITRE XII

DU DÉVELOPPEMENT ANATOMIQUE ET PHYSIO-LOGIQUE DE L'OEUF ET DE SES ANNEXES.

Toutes les questions que nous venons d'étudier, sur l'origine des ovules, dans les ovaires de la jeune fille qui s'organise ; l'influence physiogénique que nous avons démontrée nécessaire, entre le futur produit et la jeune femme qui lui sert de berceau ; celle enfin qui résulte, de l'intervention complémentaire du père, dans l'acte de la fécondation, toutes ces circonstances ne peuvent plus permettre d'hésitation dans la réalisation des connaissances de Puériculture que nous réclamons, en faveur des acteurs de la reproduction ;

pour les membres de la nouvelle famille, dont le but est de travailler à la conservation de l'espèce.

Au moment où nous en sommes; il ne nous reste plus qu'à développer toutes les transformations que subit l'œuf, depuis son départ de l'ovisac, ou de la vésicule de Graaf; de celles enfin qu'il va ultérieurement éprouver, dans l'évolutiou de ses parties constituantes, pour passer par les différents états d'embryon et de fœtus.

Notre première idée avait été de retracer ici toutes ces particularités anatomiques et physiogéniques, qu'il nous aurait suffi, d'emprunter aux traités classiques de physiologie élémentaire.

Mais nous avons promptement compris, que des études de ce genre, si elles pouvaient servir aux sages-femmes, à quelques médecins, pour les encourager à populariser la Puériculture; elles nous entraîneraient à des digressions scientifiques très ardues, que tous les physiologistes n'acceptent point encore complétement; d'autre part, elles constitueraient peut-être pour les jeunes mères, des appréhensions, des susceptibilités, que rien ne pourrait sérieusement justifier? Aussi nous bornerons-nous à des appréciations d'ensemble, pour déduire les principes d'hygiène qui doivent légitimement en découler, à savoir :

Que le développement de l'œuf dans la cavité utérine, dans la matrice, s'effectue par l'intermédiaire des éléments assimilables qu'il emprunte aux éléments constitutifs du sang maternel; par cet échange permanent et incessant, que favorise la contiguité physiologique du placenta avec la circulation utérine momentanément modifiée *ad hoc*.

C'est à ce concours particulier des fonctions physiogéniques, communes à la mère et à l'œuf qui s'organise, que se rattachent toutes les précautions hygiéniques de la gestation.

Les impérieuses obligations pour la mère, de veiller à l'accomplissement le plus régulier de toutes ses fonctions digestives, circulatrices , respiratrices ; en un mot , à l'équilibre le plus parfait de sa santé. La nécessité pour elle, de comprendre que le niveau biogénique , varie chaque jour , à chaque heure , avec la plus incroyable rapidité, sous l'empire des mille causes physiques ou morales, qui peuvent venir l'impressionner pendant les différentes phases de sa gestation.

L'obligation pour les sages-femmes , comme pour les médecins, de ne jamais perdre de vue la succession des périodes de cette fonction physiologique des jeunes mères ; s'ils veulent un jour, se rendre compte de la relation de cause à effet, entre la régularité de la santé de la mère, et les différentes aberrations anatomiques ou physiogéniques de l'enfant à sa naissance.

C'est incontestablement, en se pénétrant profondément de toutes les observations d'embryogénie si patiamment poursuivies par M. Coste, que les physiologistes, les praticiens, pourront arriver à convaincre les femmes, du besoin d'étudier la science de la Puériculture, qu'ils les amèneront à mieux comprendre leurs devoirs d'épouse, de mère et de nourrice.

La plus simple réflexion ne nous conduit-elle pas tout naturellement à comprendre, que chaque organe, chaque appareil se développe à son temps, à son heure; recevant de celui qui le précède, l'impulsion physiogénique qui lui manquait, et à son tour, la transmettant à ceux qui vont suivre ; la santé, la constitution du nouveau-né, n'étant en définitive, que l'*ultimaratio* de cette harmonie anatomique et physiogénique qui constitue la vie.

C'est donc bien évidemment dans ces études, dans ces appréciations de la vraie physiologie, qu'il deviendra possible un jour, de préciser toutes ces altérations anatomiques, en les rattachant à la cause première qui leur appartient réellement, en rendant les mères responsables de toutes ces perturbations organiques, dont les causes ont jusqu'ici été reléguées dans les explications spéculatives les plus étranges. Toute la science de la tératologie, ne fait que résumer, toutes les variétés de ces altérations anatomiques, qui résultent évidemment de l'indifférence avec laquelle les jeunes mères, observent pendant la grossesse, les règles de cette hygiène dont on leur a refusé les premières notions; sous prétexte de ménager leur susceptibilité et de leur conserver les illusions de la position ; et cependant que peut-on donc trouver de si dangereux, que de chercher à faire comprendre aux jeunes mères, qu'au premier temps du développement de l'œuf fécondé, le premier linéament d'organisation qui se révèle au centre de l'*arca germinativa*, c'est le système nerveux qui se dessine sous l'apparence d'un faisceau de substance grisâtre, auquel viennent successivement se rallier des faisceaux latéraux, enfin les organes et appareils constitutifs de l'embryon. Ces premiers vestiges de l'être humain se réalisent de très-bonne heure, puisque la vésicule germinative est encore à ce moment, incluse entre les feuillets primitifs du blastoderme. Pourquoi ne pas essayer de leur faire bien saisir, que chaque organe, chaque appareil, subit son développement anatomique, aux dépens des éléments d'assimilation, d'absorption, qu'il emprunte aux principes du sang maternel; lesquels arrivent à l'embryon par endomose ou par un système d'attraction moléculaire, comparable à celui qui se produit dans la cristallisation des minéraux; et à la nutrition des végétaux.

Tous les physiologistes savent que c'est en deux cent soixante-dix à deux cent quatre-vingts jours, ou neuf mois lunaires, que se succèdent toutes les transformations de l'œuf, pour l'amener à son développement parfait, c'est-à-dire à la naissance de l'enfant; c'est donc dans une période de neuf mois, appelée grossesse ou gestation, pendant lesquels il faut savoir dicter aux jeunes mères, l'hygiène qui leur appartient, et à laquelle elles doivent se résigner; si elles prétendent accepter leur rôle de mère et le remplir, dans les meilleures conditions pour elles, comme pour l'enfant auquel elles vont donner le jour.

Quel inconvénient moral, peut-on donc trouver à appeler l'attention des jeunes femmes, dans ces con-

ditions, sur les métamorphoses anatomiques et physiogéniques dont elle est le principal acteur, le véritable centre physiogénique proprement dit. Pourquoi
donc alors, la laisser dans cette ignorance, qui la
pousse à s'égarer dans tous les désordres que peut lui
suggérer la mobilité de son organisation, la laisser
succomber à ces caprices, et ces mille fantaisies, que
réveillent chez elle, les modifications anatomiques et
physiogéniques qu'elle subit à son insu.

Les conseils qu'elle est alors exposée à trouver et
qui sont d'autant plus trompeurs qu'ils viennent d'amies
ou de personnes aussi inexpérimentées qu'elle, sont
trop manifestement dictés par les errements populaires,
les commérages de ces femmes ou matrones, qui font
toute leur science, de l'impunité dans laquelle les encourage, les rares exceptions qu'elles ont rencontré,
dans leur existence de nourrices ou de mères imprudentes ; de toutes ces personnes dans les mains desquelles , des enfants se sont élevés, en dépit des
soins et de la direction la plus coupable.

Que l'on nous permette de rappeler ici, ce que nous
avons déjà formulé dans le *Code des Jeunes Mères*,
qu'il se rencontrait de ces enfants qui s'élevaient
malgré mères et nourrices, que ceux-là, se réglaient
en quelque sorte d'eux-mêmes, qu'ils résistaient aux
invitations fallacieuses de leurs mères ou de leurs nourrices et finissaient par échapper aux conséquences de
ces éducations tout à fait hasardées.

C'est donc bien sincèrement, pour soustraire les
nouveaux-nés, à ces éventualités, et ménager aux

jeunes mères, tous les chagrins et les regrets superflus que laissent ces pratiques routinières, que nous essayons de leur tracer ces règles de conduite, plus hygiéniques, plus physiologiques, que nous appelons la science de la Puériculture.

On nous pardonnera donc de vouloir leur faire comprendre les changements particuliers que la matrice éprouve pendant la grossesse, ce qui les rend quelquefois si gênantes, souvent même impossibles.

Si, comme les physiologistes l'on démontré, l'arrivée de l'ovule dans la matrice, concourt à provoquer dans cet appareil, un fluxus congestionnel, actif et permanent, il ne sera pas difficile de comprendre les modifications physiques et physiologiques, dont l'utérus dans ces circonstances, peut et doit être le siége.

Cette suractivité temporaire de la matrice, se traduit par une circulation artérielle et veineuse beaucoup plus manifeste, en même temps que la cavité se dilate, pour favoriser le développement du nouveau produit qu'elle contient, ses parois s'épaississent et la nature musculaire de son tissu se caractérise de plus en plus ; dans ces nouvelles conditions, les vaisseaux paraissent presque variqueux, et la coloration normale de l'organe est devenue plus foncée, lie de vin, cyanosé ; il semble que l'on ait affaire à une hyperthrophie excentrique.

Au milieu de ces transformations essentiellement anatomiques du tissu parenchymateux, on ne saurait contester les modifications sensitives, que doivent subir les nerfs propres de la matrice, et mettre en question les aberrations sympathiques que ressent l'orga-

nisme de la femme, en état de gestation commen-
çante.

C'est même aux premières manifestations de cette
pathogénie de circonstance, que l'on peut appliquer la
qualification de symptômes prémoniteurs de la grossesse.

Tels sont ces premiers malaises constitués par l'état
nauseux, l'anorexie, la dyspépsie ou souvent aussi
l'exagération de l'appétit (la boulimie) ; ces hyperes-
thesies particulières, dues inconcontestablement aux
compressions que subissent les filets nerveux de l'organe
dilaté et qui souvent retentissent jusque sur l'enciphale
lui-même ; comme on en observe certains exemples
chez la femme en proie à des salivations fatigantes,
quelques fois épuisantes, auxquelles succèdent trop souvent, quand elles ne coïncident pas, des vomissements
incessants, incoërcibles et qui compromettent tout à
la fois la vie de la mère et de l'enfant : accidents qui,
dans l'immense majorité des cas, ne cèdent que par
l'avortement, ou l'accouchement pratiqué prématurément. Nous avons nous-même, déjà plusieurs fois
été appelé à intervenir dans des cas de ce genre,
et nous en avons vu, des femmes, perdre complètement
la raison, être atteintes de folie furieuse, de délire aigu,
qui ont nécessité leur internement.

Nous rappellerons aux praticiens que s'ils étaient
disposés à contester la raison physiologique que nous
invoquons en faveur de la succession de ces accidents;
la manière dont nous prétendons les rapporter aux
tiraillements des filets nerveux. Nous leur rappellerions,

disons-nous, ce qui se passe plus fréquemment encore dans la retention volontaire ou forcée des urines, comment la dilatation de la vessie portée à certaines limites, détermine chez les sujets qui en sont l'objet, des symptômes locaux et généraux, qui présentent la plus parfaite analogie avec ceux du début de la grossesse; cephalie, vertiges, état nauseaux, vomissements, fièvre, délire, etc., etc.

Ce qui, pour nous, est décisif, c'est que depuis que nous avons recours à une médication sédative, calmante, nous faisons cesser ces accidents plus rapidement qu'avec la médication tonique.

Nous ne saurions trop attirer l'attention des praticiens, sur cette nouvelle occasion de leur rappeler l'importance, la nécessité qu'il y a, de prévenir la jeune femme qui commence une grossesse, combien sont dangereuses toutes les compressions, toutes les circonstances qui peuvent faire obstacle au libre et facile développement de la matrice; lui tracer les règles de cette hygiène relative à sa nouvelle position, dans laquelle on doit lui défendre de s'étreindre le ventre, la ceinture, les lombes, la poitrine, dans ces corsets mal construits, confectionnés sans discernement par des personnes étrangères aux plus élémentaires questions de physique et de physiologie; d'éviter même les étreintes de jupes, jupons, cordons qui prennent leur point d'appui, sur les parties destinées à subir les développements concomitants de la cavité abdominale et du fruit qu'elle renferme.

Que les sages-femmes et les médecins aussi se rappellent, que la **compression** qui résulte de la distention forcée de la vessie, par celle du séjour trop prolongé de matières fécales trop abondantes dans le gros intestin, peuvent très-souvent aussi conduire aux mêmes conséquences pathologiques ; que par conséquent les jeunes femmes, devront toujours satisfaire régulièrement à ces exigences physiologiques, en dépit des bienséances sociales, les plus accréditées, les plus légitimes en d'autres temps.

Pourquoi d'alleurs, leur laisser ignorer qu'en dehors des accidents maladifs qu'elles peuvent en éprouver, ces causes toutes mécaniques, sont trop souvent capables de déchirer, d'écraser l'œuf contenu dans l'organe gestateur lui-même ; les expose à toutes les éventualités de fausses couches, qui trop fréquemment répétées, détériorent la santé, quand elles ne les condamnent pas par anticipation à une stérilité plus ou moins complète, voir même à l'éclampsie, etc.

Car en dehors des conséquences défavorables qu'elles peuvent avoir sur l'œuf directement, elles contribuent trop souvent à compliquer, à aggraver la situation de la jeune femme, en provoquant des hémorrhoïdes, des dyspnées, des palpitations et une gêne générale de la circulation pour laquelle on a quelquefois abusé de la saignée ; d'autres fois donnant lieu à des digestions pénibles, incomplètes et par conséquent dangereuses pour l'embryon ou le fœtus. C'est encore à ces mêmes causes, que l'on doit rapporter l'apparition de ces raideurs des membres inférieurs, ces dispositions variqueuses, si pénibles dans cette situation déjà si fatigante par elle-même.

Pour justifier toute cette sollicitude médicale, nous permettra-t-on au moins de faire remarquer, que beaucoup trop souvent les médecins et les sages-femmes, ne sont consultés, que pour remédier à ces accidents, arrivés à un développement très-considérable, que leur intervention n'est guère possible et trop souvent inefficace ; raison de plus, pour faire de toutes ces questions, l'objet d'une étude que les jeunes femmes pourraient apprendre et méditer bien avant l'explosion du mal : ce qui le leur éviterait certainement !

CHAPITRE XIII

PHYSIOLOGIE DE LA LACTATION.

Pendant que l'œuf fécondé, subit dans le sein maternel, les différentes transformations qui le constituent alternativement : ovule, embryon et fœtus, par l'absorption des éléments d'assimilation, que lui fournit le sang de la mère, physiogéniquement modifié *ad hoc.*

Pendant que d'autre part, les appareils de cette fonction se trouvent si profondément modifiés, pour répondre à toutes ces conditions de la reproduction ; il est d'autres organes, d'autres appareils, qui, tout, distants qu'ils sont, ne se trouvent pas moins radicalement placés, sous l'empire des mêmes lois physiogéniques et obéissent à la même activité fonctionnelle que les premiers; nous voulons parler des appareils de la sécrétion lactée ; communément désignés par l'expression de mamelles ou de glandes galactogènes.

Elles sont destinées à fournir le lait, qui servira à l'alimentation du nouveau-né, du jour de sa naissance à la fin de la première dentition ; c'est-à-dire jusqu'au sevrage.

Les glandes mammaires, appelées aussi sein, sont des organes assez complexes anatomiquement constitués, par un assemblage de vésicules granulées, d'aréoles fixées sur des ramuscules vasculaires, dont la réunion successivement croissante, constitue des rameaux et des branches de plus en plus volumineuses, concourant à former les lobes dont se compose l'organe tout entier ; exactement comme les grains de raisin appendus, aux pédicules, représentent les petites grappes, chaque grappion qui se fixe sur la pédoncule principale, contribue à la formation de la grappe entière.

Le nombre des aréoles constitutives de la glande mammaire est extrêmement variable, ils se condensent en lobes et lobules très-variables aussi, à la faveur d'un tissu cellulaire plus ou moins abondant, suivant certaines constitutions, suivant aussi la force ou la faiblesse de la femme ; à raison de l'âge et de la quantité d'enfants que la mère a pu allaiter. Il ne faudrait pas non plus, toujours juger de la valeur absolue des seins d'une femme, par le volume, car l'abondance du tissu cellulaire qui le garnit, suffit souvent à lui donner cette apparence, en dépit des vaisseaux galactogènes, souvent très-rares et quelquefois même étouffés ; à ce point de ne pouvoir servir aux usages, à la fonctionnalité qui les caractérise.

Placés à la partie moyenne de la poitrine, au devant des muscles pectoraux et grands dentelés, ils reçoivent leurs vaisseaux, des axillaires, des sous clavières et des intercostaux ; les nerfs émanent des troncs nerveux correspondants : moins les ramifications profondes, qui les relient au grand sympathique et à la faveur desquels, se traduisent les synergies fonctionnelles de l'état puerpuérale. Tous les physiologistes savent, et les femmes ne manquent jamais de tenir compte, des premiers phénomènes de l'excitation des seins, pour compléter le diagnostic du début de la grossesse.

Les rapports sympathiques qui relient ces organes aux autres appareils de la génération, sont tellement intimes, tellement simultanés, que pour beaucoup de femmes et pour tous les médecins, l'hypéresthésie, le gonflement de la glande mammaire qui s'accompagne d'une coloration plus ou moins prononcée du mamelon et de son auréole, servent ordinairement à spécifier le début de la grossesse chez la jeune femme primipare.

Ces transformations anatomiques marchent communément aussi, avec le réveil de la fonctionnalité physiogénique, et se caractérisent au début, par une turgescence, une véritable erectilité particulière de tout l'appareil ; le bout de sein lui-même, devient plus sensible, erectile, et se colore en rose ; pendant que sa base ou l'auréole, brunit sensiblement. **L'**activité vitale qui s'y développe, contribue primitivement à augmenter, à faire naitre une sérosité particulière qui s'accumule petit à petit, dans les ramuscules vasculaires des lobules et des lobes de la glande ; jusqu'à une époque, variable entre quatre et six mois, suivant la grande majorité des femmes ; mais plus particulièrement chez celles qui ont déjà eu plusieurs enfants : Epoque à laquelle, ce produit de sécrétion est assez abondant, pour forcer les vaisseaux, et se frayer doucement un chemin par les canaux centraux, pour venir au dehors, sous la forme d'une liqueur visqueuse, puis muco-séreuse, plus tard enfin, elle prend une consistance un peu plus prononcée, devient légèrement lactescente et constItue le petit lait ou *colostrum*.

Il est trés-important de rappeler ici, que l'ensemble de toutes ces transformations anatomiques et physiogéniques, sont développées et entretenues par l'activité physiogénique particulière, que la fécondation a déterminé dans l'appareil génital tout entier. Afin de ne jamais perdre de vue, la relation fonctionnelle qui doit constamment exister, entre le développement de l'œuf, dans les appareils gestateurs, et les modifications particulières que l'on observe dans ces organes complémentaires du système de la reproduction.

Nous n'aurons pas à insister, pour faire comprendre combien les quantités de ce produit de sécrétion peuvent et doivent varier, suivant certaines femmes, tant par rapport à l'âge, qu'à la force, à la santé, aussi bien qu'en raison de l'activité plus ou moins grande , plus ou moins répétée de la fonction, de la liberté enfin avec laquelle on le laisse se développer pendant la gestation. Mais un point sur lequel nous croyons devoir insister tout particulièrement, c'est sur celui des qualités du lait. Ce produit étant comme beaucoup d'autres de l'économie , le fruit d'une élaboration spéciale, par les appareils qui le fournissent ; les éléments qui le constituent, devront varier nécessairement avec une foule de circonstances, qui peuvent dépendre du caractère, de la sensibilité de la femme, autant que par le fait des aliments, des boissons dont elle fera personnellement usage ; cette sécrétion ne manquera pas aussi, de subir toutes les alternatives des bonnes ou mauvaises digestions, les conséquences de son mode de dépense ; toutes circonstances qui sont appelées à justifier les mille questions d'hygiène de la femme pendant la grossesse, et surtout pendant son état de nourrice.

Nous avons été plusieurs fois appelé à constater des désordres assez graves chez des enfants dont les nourrices s'étaient trouvées momentanément soumises à de profondes émotions morales, ou à des colères, des emportements subits, au point de provoquer de véritables symptômes d'empoisonnements ; dans quelques-uns de ces cas, nous avons pu conserver le lait de la nourrice, exempt de virulence pour l'enfant, en prenant la précaution de faire complètement vider les seins avant de les rendre au bébé.

C'est aussi, à ces conditions essentiellement physiologiques, que nous nous arrêterons, pour faire comprendre aux jeunes mères et aux médecins, qu'il ne saurait être arbitrairement établi, que le lait, puisse être mathématiquement ou mycroscopiquement jugé, et que ce soit à ce système d'observation, que l'on puisse s'adresser, pour spécifier les qualités d'un lait, relativement à l'enfant qui doit en faire sa nourriture. Nous démontrerons plus tard, en traitant de la digestion du nouveau-né, les raisons qui doivent déterminer le choix du lait et des nourrices.

La nature, en effet, a sagement disposé les choses, puisque d'une part, elle gradue dans le sein de la mère, les produits d'assimilation élémentaire que l'œuf doit y puiser, qu'elle ménage la circulation embryonnaire et fœtale, de façon à ce que les deux circulations ne se confondent pas, tout en se prêtant un mutuel et indispensable concours.

Au milieu de ces providentielles lois physiologiques, elle réserve pour la vie libre et indépendante du nouvel être, un produit alimentaire en harmonie de composition, avec la délicatesse de ses appareils digestifs; elle mesure jour par jour, la composition élémentaire, les qualités physiques et chimiques, la proportion nécessaire à chaque repas; elle lui assigne un centre de production plus compatible avec les besoins de la mère et de l'enfant ; et personne ne veut se résigner à étudier toutes ces questions physiologiques, dans ses détails pratiques.

On prétend, par de spécieux raisonnements, imposer aux enfants, une hygiène de pure fantaisie, qui satisfait à l'ignorance des uns et favorise l'égoïsme et l'indifférence des autres. On préfère donner à une nourrice étrangère, un enfant que l'on fera allaiter, sans discernement ; que l'on condamnera, à absorber par anticipation, des aliments dont la qualité, comme la quantité, n'est pondérée, que par le désir de contribuer à un développement physique entièrement contraire aux lois naturelles, aux exigences d'une saine physiogénie.

Cependant, combien l'étude particulière de toutes ces questions de l'hygiène de la grossesse, pourraient servir aux jeunes mères, les mettre en garde contre ces impossibilités physiques et physiogéniques, qui trop souvent, les encouragent à abdiquer le rôle de bonne et de vraie mère, les autorise même à donner leurs enfants à des nourrices étrangères, dont la mission est souvent aussi difficile et plus dangereuse encore et pour la véritable mère et surtout pour l'enfant.

Il est bien trop évident que la grande majorité des jeunes femmes chez lesquelles on néglige l'observation que nous formulions ci-dessus, à l'égard des phénomènes initiaux de la fonction galactogène ; en sont trop souvent réduites, à ne posséder aucun vestige de cette sécrétion récrémentitielle, au jour de la naissance de l'enfant. Un pareil inconvénient ne se produirait pas, si, vers les cinq, six ou septième mois de la gestation, la jeune femme, trouvait dans les conseils de sa sage-femme ou de de son médecin, les petits moyens de contribuer à la mise en activité facile et régulière de cette nouvelle fonction physiologique, qui consiste à donner à ces organes toute la liberté possible, à ne les gêner par aucune compression, à y réveiller par de légères frictions, prudemment exécutées, et réitérées à certains intervalles, sur la totalité du sein et en particulier sur l'auréole et le mamelon ; l'on doit le préparer aussi par des succions douces et ménagées, de façon à débarrasser les vaisseaux lactés des concrétions mucipares, qui souvent les obstruent et constituent le plus grand obstacle à l'émission du lait, lorsque l'enfant prend pour la première fois le sein de sa mère. C'est par ce procédé que la sécrétion s'éveille et s'entretient, en se perfectionnant jusqu'au jour de la parturition.

C'est aussi, sous l'empire de cette légitime sollicitude, que nous répèterons aux sages-femmes, aux médecins et aux familles ; que c'est à cette même époque, qu'il convient de déterminer quel sera le système d'éducation ou d'allaitement, qui sera mis en usage ; soit pour préparer la mère à ces exercices physiologiques, soit pour s'enquérir à l'avance d'une bonne nourrice ; soit enfin, le cas échéant, pour fournir à la mère toutes les nouvelles connaissances pratiques, qu'il faut posséder, pour procéder convenablement à l'éducation de l'enfant, par la méthode mixte, nous voulons dire par le biberon.

Ce système bien compris et administré avec discernement, nous a déjà maintes fois permis, d'élever à Paris même, des enfants, mieux et plus facilement qu'avec le concours de nourrices mercenaires et inexpérimentées. Tout le secret de ce mode d'éducation pratique, ne consiste qu'à mieux coordonner l'aliment de l'enfant avec la force ou la faiblesse de son organisation, à en proportionner les quantités, avec l'activité digestive des individus ; en un mot, à tenir compte des lois physiologiques qui président à la santé des enfants comme des adultes, chez les animaux comme chez les plantes.

Quand aux conditions spéciales qui caractérisent les meilleures nourrices, elles ont été déterminées. *(Code des jeunes mères,* 1860, p. 57 et suiv.)

Avant de passer à l'étude des lois physiologiques de la digestion chez le nouveau-né, nous croyons devoir insister encore, sur ces prétendues impossibilités, derrière lesquelles se retranchent la grande majorité des jeunes femmes, pour se refuser à compléter l'œuvre naturelle que la Providence leur impose, de nourrir elles-mêmes l'enfant auquel elles ont donné le jour.

On s'acharne éternellement à objecter la faiblesse de certaines mères, la pauvreté de leur sang, la délicatesse de leur constitution, le défaut de volume de leurs mamelles, le manque de temps à y consacrer, les obligations sociales et professionnelles, plus impérieuses que les devoirs de la maternité !

Mais quel est donc le physiologiste, qui pourra contester que ce soit souvent le meilleur moyen de parfaire, de rétablir la constitution, la santé d'une jeune femme, jusques-là restée inerte, languissante ; et que du moment où elle a pu en définitive fournir pendant neuf mois aux exigences de la grossesse ; elle ne puisse ultérieurement, avec les conseils de la médecine, avec les éclaircissements de la Puériculture , achever l'œuvre qu'elle a su mener à aussi bon port.

Quand aux questions de sociabilité ou professionnelles, les nouvelles connaissances dont se compose notre travail, prouveront plus péremptoirement ; qu'il est peu de femmes du grand monde, ou du commerce qui ne dépensent pas, cent fois plus inutilement dans une journée, quatre quarts d'heure, qu'à donner à téter à leur enfant, et qu'enfin, toutes ces questions si spécieuses, de la quantité et de la qualité du lait de ces mères si affairées ; ne devient réellement insuffisant ou dangereux, que par l'exagération et la fréquence avec laquelle, ces mères ignorantes, dépensent ce produit de sécrétion avant sa complète élaboration. Aucunes d'elles, ne voulant se résigner à reconnaître que l'enfant nouveau-né, malgré, ou plutôt à cause de sa faiblesse, de l'exiguité de ses organes digestifs et de la moindre dépense corporelle qu'il subit, peut se suffire amplement des quatre repas réglementaires que lui fournit sa mère ou sa nourrice, en lui donnant le sein ou le biberon ; à huit heures du matin, à midi, à quatre heures et à huit heures du soir. Et qu'en définitive, ce produit de sécrétion dépensé avec cette juste mesure par la mère de l'enfant, ne saurait jamais être dans de meilleures conditions pour satisfaire à l'activité croissante du nourrisson ; si par des raisons toutes spéciales, motivées par la jeunesse de la mère, son état maladif, ou autre, on se croit en droit de modifier l'hygiène de cette jeune femme ou de cette nourrice ; il faut que les hommes de l'art se pénètrent bien, que le régime aidé de cette réglementation, concourront toujours puissamment à exonérer la nourrice, en même temps que les éléments de l'élaboration digestive destinés à l'enfant, réuniront de meilleures conditions physiogéniques. Ce qui justifie cette proposition aphoristique, que le lait d'une mère délicate et même malade, vaut souvent mieux pour son propre enfant, que le très-bon lait d'une nourrice vigoureuse et parfaitement constituée : à charge toute fois, pour les médecins, de diriger cette jeune mère, avec toute la sollicitude que réclame sa santé personnelle, autant que les exigences physiogéniques de son enfant, et de limiter aussi rigoureusement que possible, le nombre de fois qu'elle devra présenter le sein, sauf à répondre aux besoins de ce dernier, par les moyens que nous indiquerons plus tard en parlant du sevrage.

Mais qu'elles se pénètrent bien toutes, que les quatre heures réglementaires que nous imposons à l'allaitation du nouveau-né, suffisent amplement à leurs premiers besoins. Que ces cris, contre lesquels précisément chacun cherche à se prémunir, ne sont le résultat que de ces alimentations trop fréquentes, procurant à ces jeunes sujets, les coliques, les tranchées qui les forcent à crier.

CHAPITRE XIII

NOTIONS COMPLÉMENTAIRES A L'HYGIÈNE DES JEUNES MÈRES.

Toutes les questions que nous venons de passer successivement en revue, se rattachent bien évidemment, à l'hygiène de la mère et de l'enfant pendant ces différentes périodes, qui, de loin ou de près, concourent au libre et complet développement de notre espèce. Par leur diversité, par leur spécificité, autant que par les difficultés pratiques qu'elles présentent ; on peut dire qu'elles ne rentrent pas dans l'ordre des choses généralement comprises dans la dénomination d'hygiène de la première enfance ou des nouveau-nés.

Aussi n'est-il encore venu à personne l'idée de les réunir en corps de doctrine, de façon, à les présenter à qui de droit, avec ces particularités physiologiques et philosophiques indispensables à leur réalisation.

Il n'y avait donc que dans un traité spécial, comme celui que nous venons offrir aujourd'hui aux jeunes familles, sous la dénomination de puériculture ; qu'il devenait possible d'aborder toutes ces études de physiologie ; études qui ne sont pas nouvelles, nous dira-t-on, mais, qui restent ignorées des personnes auxquelles elles sont indispensables, par la place qu'elles occupent dans les traités d'accouchement, de maladies des femmes et des enfants, et que, pour cause, aucune jeune mère, aucune nourrice, ne peuvent profitablement consulter.

Pour compléter, autant que possible ; tout ce qui concerne précisément ces questions hygiéniques antérieures à la naissance de l'enfant, et que, pour cette raison, nous ne pouvons comprendre dans le chapitre de l'hygiène des nouveau-nés ou de la première enfance ; nous ajouterons que c'est pendant les trois ou quatre derniers mois de la grossesse que toute jeune femme, doit religieusement s'enquérir des voies et moyens de préparer à son enfant, les meilleures conditions d'éducation ; et qu'une fois déterminé, le mode d'allaitement auquel on donnera la préférence ; si des raisons particulières vraiment légitimes, font peser la balance en faveur d'une nourrice ou du biberon ; on doit faire un véritable apprentissage de toutes ces opérations, afin d'éviter, autant que faire se pourra,

les hésitations, les embarras auxquels sont inévita-
blement condamnées les jeunes femmes ignorantes.

Ignorance certes bien pardonnable à ces jeunes mères,
mais, hélas! souvent très-préjudiciable à la santé de
l'enfant! surtout quand on réfléchit à ce qui se passe
communément à ce moment; quand, dans ces circonstances, les préjugés, les commérages viennent se substituer aux conseils, aux avis médicaux, trop souvent
insuffisants, quelquefois aussi contradictoires, ce qu
ne manque pas de justifier toutes les aberrations dans
lesquelles se jettent les familles.

C'est à ces derniers moments qu'il faut de toute
nécessité apprendre aux jeunes mères, les obligations
auxquelles elles doivent se préparer, les différents
objets d'habillement, de coucher, dont il convient de
se pourvoir; leur enseigner la *modeus faciendi;* les
initier, en un mot, aux opérations pratiques qui leur
rende la tâche simple, facile et supportable pour
l'enfant. Qu'elles se pénètrent profondément de cette
idée, que les impossibilités, que les premiers désordres qui surgissent dans la santé du nourrisson, ne
viennent souvent que de l'inexpérience qui caractérise
les mères et les nourrices; de la maladresse avec laquelle elles manient ces faibles créatures, de celle
avec laquelle elles leur présentent le sein, de la fréquence avec laquelle elles y reviennent, pour la plus
futile raison, aux moindres cris de l'enfant, quand
encore elles ne se laissent pas entrainer à ces désas-
treuses pratiques, par les conseils de perfides amies
ou connaissances, qui se font un jeu, de voir téter un

enfant ; tandis que d'autres cherchent à leur persua-
der que l'enfant, en raison de sa faiblesse, doit fréquemment prendre de la nourriture.

Indépendamment des observations pratiques que l'on
trouvera à cet égard dans le *Code des Jeunes Mères*. Les
études physiologiques qui vont suivre, viendront édifier
les jeunes femmes et les familles sur une foule de questions de physiologie qui, jusque-là, ne pouvaient être
respectées, puisqu'elles n'entraient pas dans le cercle
des connaissances indispensables à toute mère dési-
reuse d'élever hygiéniquement et physiogéniquement
ses enfants. C'est alors que nous pourrons répéter que
la puériculture est à la santé des enfants, ce que l'a-
griculture est à la fertilité du sol et à la qualité des
fruits !

Les questions qui vont suivre, tout en appartenant
plus directement à l'hygiène du nouveau-né et de la
première enfance, rentrent assez évidemment dans les
termes de notre programme, pour mériter un chapitre
spécial dans le traité de la Puériculture.

CHAPITRE XIV

PHYSIOLOGIE DE LA DIGESTION CHEZ LE NOUVEAU-NÉ.

En admettant, que toutes les instructions que nous avons résumées dans les différents chapitres qui précèdent, et qui, à vrai dire, composent toute la science de la Puériculture, aient été religieusement observées, du côté de l'homme comme du côté de la femme ; que, par conséquent, l'enfant se soit anatomiquement et physiologiquement constitué, de manière à ne présenter à sa naissance, aucune de ces altérations originelles constitutionnelles qui peuvent, d'emblée, en faire un individu spécial, prédisposé à toutes les éventualités d'une organisation incomplète, anti-physiologique et nécessairement maladive.

Il nous reste à démontrer aux jeunes mères et aux nourrices, les raisons physiologiques particulières, qui peuvent justifier la sévérité avec laquelle, nous prétendons coordonner l'ensemble des soins à donner à ces jeunes créatures.

Si les médecins possèdent toutes les connaissances physiologiques indispensables à l'éducation naturelle, et, par conséquent, hygiénique de la première enfance ; il ne s'en suit pas nécessairement, que toutes les jeunes femmes, toutes les nourrices, se résigneront à les croire sur parole et qu'elles exécuteront ponctuellement et les yeux fermés, les prescriptions que les hommes de l'art leur imposeront.

A défaut de toute autre raison philosophique, nos appréhensions se trouveraient justifiées, par cet entraînement aux coutumes populaires, à l'influence des commères et des matrones, dont la science ne réside, que dans l'immunité temporaire de ces jeunes enfants qui ont échappé à la maladie, au milieu de ces pratiques ridicules, incendiaires, seule base de leur première éducation.

Qui ne sait, en effet, que toutes les graines semées dans un mauvais terrain n'y subissent pas impitoyablement la décomposition, la destruction et la mort ! De même, tous les enfans mal élevés, mal dirigés, ne seront pas condamnés à périr dans les premières années ; mais il en est un grand nombre dont l'existence sera singulièrement compromise par la manière dont auront été dirigées les premières fonctions physiogéniques du début de la vie.

C'est donc, pour les soustraire à ces éventualités, aux conséquences pathogéniques qui les menacent, que nous nous croyons autorisé à empiéter un peu sur le domaine scientifique et à initier les jeunes mères, aux études physiologiques qui peuvent faciliter leur mission et les récompenser de leurs sacrifices.

Au jour de la naissance, l'enfant, solidaire des conditions héréditaires du grand-père et de la grand'mère (*atavisme*), de celle du père et de la mère (*hérédité*), se trouve anatomiquement constitué, de façon à préluder aux fonctions physiogéniques ultérieures, dans une mesure qui est corrélative de la force ou de la faiblesse de sa propre organisation. La plus simple réflexion, le gros bon sens, suffisent à prouver qu'à cette époque, le nouveau-né ne saurait être impunément condamné à faire usage d'aliments, de boissons, comme les personnes plus avancées en âge. L'empire de l'habitude, l'ignorance des jeunes femmes, l'indifférence des médecins, l'expose tous les jours à subir l'influence de ces excitations physiogéniques intempestives, essentiellement anti-physiologiques.

La démonstration de ce point de physiologie ne sera pas très-difficile à fournir. En effet, si l'enfant, c'est-à-dire le fœtus, réunit, à la fin de la gestation, les conditions particulières qui le mettent en position de modifier ses relations anatomiques et physiogéniques maternelles, il n'est encore qu'imparfaitement organisé, et ce qui le prouve, c'est la malléabilité des parties supérieures de la tête, dont les os sont encore cartilagineux, réunis par des membranes fibreuses, aponévrotiques, dissimulant les intersections que l'on appelle fontanelles ; dispositions particulières qui, toutes, témoignent de la prévoyance de cette providence; sans laquelle, la grande majorité des accouchements, seraient plus laborieux pour les mères, et plus périlleux pour les enfants.

Dans ces conditions, il est bien facile de comprendre que le développement définitif complémentaire de cette frêle organisation, ne peut s'effectuer, qu'à la faveur des nouveaux éléments d'assimilation, que l'économie toute entière va puiser dans les produits de digestion fournis par l'estomac de l'enfant.

C'est donc véritablement le moment d'étudier sérieusement, les appareils, les organes qui servent à cette fonction chez les nouveau-nés, les réactions physiogéniques particulières à cet âge; la nécessité de tenir compte de certains appareils temporaires, qui plaident aussi en faveur du régime spécial qui convient à ces époques.

Si l'enfant à sa naissance, possède comme les autres individus de son espèce, un estomac, une glande thyroïde, un foie, un pancréas, une rate, des capsules surrénales, des glandes salivaires, œsophagiennes, etc.; il possède, en plus, un thymus, qui, placé momentanément dans le médiastin antérieur, ne peut manquer d'avoir sa raison d'être ; et nous, physiologistes, nous nous croyons autorisé à penser, que sa présence importe essentiellement à la digestion des aliments indispensables à cet âge ; nous voulons dire à cette alimentation lactée du début de la vie.

Son intervention pouvant alors, faire contre-poids à l'insuffisance des appareils d'insalivation, encore si délicats ; réagir à sa manière, sur les éléments constitutifs de l'aliment, comme le feront plus tard, les autres organes complémentaires de la fonction digestive chez l'adulte.

Mais, à notre point de vue, rien ne vient justifier cette nécessité de soumettre l'estomac de l'enfant, le jour de sa naissance à ces excitations particulières, avec des sirops, des liqueurs alcooliques, vineuses, médicamenteuses, capables, dit-on, de préparer l'organe à la fonction qui lui est dévolue.

Est-ce à dire, en effet, que les autres appareils de l'économie, entreront plus physiologiquement en action ; parce qu'ils auront été plus directement, plus brusquement tirés de ce sommeil, de cette inertie du début de la vie. Que les yeux, ou les oreilles, apprécieront plus tôt, les objets ou les sons, parceque ce jour là, on les aura prématurément soumis à des stimulations, à des irritations plus profondes ?

N'en déplaise aux mères, aux nourrices, et à certains médecins ; toutes ces aptitudes, toutes ces facultés ne doivent et ne peuvent convenablement se réaliser, qu'à la condition de naître et de s'entretenir, par l'activité physiologique des organes et appareils qui en sont les agents, les instruments !

C'est donc une grave et très-grave erreur, que de laisser les matrones, administrer aux enfants, du sirop de chicorée, émultionné d'huile d'amande douce, de l'eau sucrée, du vin chaud ou autre breuvage stimulant ; sous le spécieux prétexte, de réveiller le ton, les sécrétions de l'estomac et de le débarrasser, de ces prétendues saburres, qui n'existent que dans l'imagination de ces imprudentes et ignorantes Lucines.

En recherchant par analogie, les raisons qui, dans les époques passées, ont pu conduire les sage-femmes, les accoucheurs, ou tout simplement les jeunes mères, à recourir à l'emploi de ces pratiques sémi-médicales ; nous ne trouvons aucune considération rationnelle, qui puisse les justifier. Car tous les animaux se suffisent amplement du colostrum, que fournit les mamelles de la mère, pour procéder à l'évacuation du méconium et répondre aux premières manifestations physiogéniques de la digestion. Ce n'est donc pas encore, dans cet ordre de choses, que nous trouverons la justification de ces pratiques antiphysiologiques que, pour cause, nous engagerons les mères et les nourrices, à reléguer dans les inutilités et à ne les considérer, que comme dangereuses pour la santé présente et avenir de leurs enfants.

Ceci nous conduit tout naturellement à rappeler aux jeunes mères, l'obligation dans laquelle elles sont, de donner à leurs enfants, ce petit lait que la nature a préparé dans leurs mamelles pour le jour de la naissance.

L'un des plus spécieux arguments qu'invoquent les familles, les jeunes mères et les nourrices, argument contre lequel les physiologistes et les médecins, ne se sont jamais assez énergiquement élevés, c'est la question de la quantité ou de la qualité de la première boisson à confier à ces estomacs vierges de toute fonctionnalité.

Il est parfaitement établi par l'expérience pratique que nous avons précédemment rapportée, que toutes les fois que, durant les derniers mois de la gestation, on a pris soin de veiller à la sécrétion du colostrum ou de ce petit lait; l'organe contient en quantité comme en qualité, ce qui peut, ce qui doit être utile, au nouveau-né.

Les appréhensions plus ou moins spéculatives, que se font les gens du monde, les médecins, les sage-femmes et les mères, sur l'insuffisance probable de ce produit de sécrétion récrémentitiel, ne vient que du manque d'appréciation rigoureux qu'il convient de faire, entre l'estomac d'une part, et les autres produits chimificateurs que peuvent et doivent fournir les appareils accessoires de la fonction digestive, nous voulons parler du liquide, que sécrètent les glandes salivaires, œsophagiennes, thymiques, hépatiques, pancréatiques et stomachiques. C'est aussi, faute de tenir compte de la capacité relative et absolue de ce réservoir alimentaire, de l'estomac, que tous, se laissent entraîner à multiplier, presque à plaisir, la quantité de ces aliments.

C'est en méprisant trop facilement l'observation des lois hygiéniques des autres âges, comparé à l'époque dont nous parlons, que l'on s'entraîne réciproquement à enfreindre les plus indispensables lois physiologiques

Pour fixer à cet égard, l'opinion publique ; nous permettra-t-on, de relater l'anecdote suivante : « Une dame de nos clientes, que sa position condamnait à fréquenter le jardin de Cluny, allait chaque jour promener son enfant au milieu des nombreuses mères qui hantent ce lieu. Elle fut promptement remarquée de ses compagnes, qui ne manquèrent pas de lui reprocher la sévérité avec laquelle elle refusait de donner le sein à son enfant, ses explications, à ce qu'il paraît, ne satisfirent personne et une d'elles, plus avisée que les autres, n'hésitat pas à dénoncer le fait au commissaire de police du quartier.

La susdite marâtre, appelée à la Préfecture, n'eut pas de peine à se disculper, quand elle indiquât, sur l'avis de qui, elle procédait ainsi. Mais ce qui mérite aujourd'hui certaines considérations, c'est que cette enfant, la cinq ou sixième de la même mère, est la seule qui, bien qu'âgée de six ans, ait échappé aux tristes conséquences de ces éducations antiphysiologiques. Sa constitution ferme et solide, tranche singulièrement sur celle de ses frères et sœurs qui, tous, présentent à différents degrès, les symptômes de ces affections scrofuleuses, rachitiques, constitutionnelles ; et tout cela, grâce à cette courageuse et noble conduite d'une mère qui a su vaincre le préjugé. »

Le seul moyen de convaincre les mères et les nourrices, est assurément de leur donner la capacité exacte de cet estomac chez l'enfant qui vient de naître, de les initier aux opérations de chimie vivante qui constituent la fonction gastrique proprement dite.

L'influence réactionnelle des différents produits des appareils de l'insalivation dans le grand acte de la digestion, de faire bien comprendre aux uns comme aux autres, comment l'un des facteurs de cette fonction venant à faire défaut, ou seulement péchant par ses qualités physiologiques essentielles ; peut et doit nuire directement ou indirectement, au résultat final de la fonction toute entière ; absolument comme la plus simple erreur, commise au début d'un problème algébrique ou mathématique, faussera infailliblement les coefficients et les produits.

Que d'autre part, on ne saurait plus arbitrairement établir que la fonctionnalité de cet appareil digestif, soit nécessairement plus actif, plus expéditif que dans l'âge adulte ; à ce prix on serait presque autorisé à se demander, si une petite montre, doit marcher beaucoup plus vite qu'une grande pour arriver à indiquer l'heure exactement.

Pour répondre à toutes ces questions, il nous suffira d'étudier un à un et pas à pas, toutes les données de cette importante et admirable fonction de la digestion chez l'enfant nouveau-né.

A l'époque où nous nous proposons de l'étudier, l'estomac, consiste en un petit sac membraneux, en forme de cornue, d'un diamètre horizontal de gauche à droite, d'environ cinq à sept centimètres, d'une hauteur verticale, de trois à cinq centimètres et d'une capacité intérieure de trente à cinquante grammes au plus. Placé chez l'enfant nouveau-né, dans la partie supérieure de l'hypocondre gauche, au-dessous du diaphragme dont il est souvent séparé par le foie qui, à cette époque, occupe en largeur une plus grande étendue et le fait empiéter sur l'épigastre et tout le bord supérieur, ou petite courbure de l'estomac. Ce réservoir fait immédiatement suite à l'œsophage dont, à vrai dire, il ne semble qu'un renflement particulier, mesurant de l'orifice cardiaque à l'extrémité pylorique, les dimensions ci-dessus mentionnées. Il présente, en outre, à étudier, sa conformation physique, autrement dit, une face antérieure, une face postérieure, un bord supérieur ou petite courbure, un bord inférieur ou grande courbure, et une extrémité gauche plus spacieuse qne la droite.

Sa texture anatomique permet d'y reconnaître trois sortes de tuniques ou membranes; la première, dite tunique ou membrane muqueuse, fait également suite à la muqueuse buccale, pharingienne et œsophagienne. Elle offre cependant une texture aréolaire plus prononcée que les précédentes, ce qui contribue à lu[i] donner un aspect tomenteux, une volonté plus caractéristique et qui résulte des nombreux cryptes ou cellules aréolaires, destinés à sécréter les liqueurs particulières, appelées sucs gastriques, *mucus gastrique*: Éléments indispensables à la fonction digestive. L'épaisseur de cette première tunique varie énormément aux différentes époques de la vie, mais tout particulièrement en raison des dispositions plus ou moins physiologiques des sujets et de la régularité de leurs digestions.

Cette première tunique est immédiatement doublée d'une membrane musculaire à fibres circulaires, diversement disposés dans les différentes parties de l'organe,

en raison de sa conformation et de son plus ou moins
grand développement. A cette couche musculaire,
succède un véritable réseau vasculaire et nerveux qui
forme à cet appareil, une lacis comparable à un filet.

Ces vaisseaux, émanent du tronc cœliaque, ils se
divisent : 1° en coronaire stomachique ; 2° en pylorique ;
3° en gastro-épiploïque droite, branche de l'hépetique ;
4° en gastro-épiploïque gauche et les vaisseaux courts,
branches de la splénique. Les veines prennent une
disposition analogue aux artères, les unes comme les
autres, s'anastomosent indéfiniment, à travers chaque
tunique de l'organe et arrivent jusqu'à la muqueuse où
elles se perdent en filets extrêmement déliés.

Les nerfs sont de deux ordres, les premiers viennent de la huitième paire, les autres du plexus-solaire ;
Ceux de la huitième paire, constituent un plexus autour
de l'orifice œsophagien et se distribuent, le gauche à
la face antérieure, le droit à la face postérieure de
l'estomac. C'est par eux que la ventricule se relie fonc-
tionnellement à l'œsophage, au pharynx, au larynx, aux
poumons et au cœur.

Enfin, l'estomac, ainsi pourvu de ses membranes
muqueuses, nerveuses ou fibreuses et musculaires,
réunies en un tout plus ou moins inextricable par un
tissu cellulaire dense, d'une abondance variable suivant
les individus ; est enfin recouvert par le péritoine, qui
lui constitue une dernière enveloppe appelée tunique
séreuse ou de protection. Cette dernière, le met en
rapport avec tous les autres viscères contenus dans la
cavité abdominale et lui permet de subir plus ou moins

impunément, tous les changements de forme ou de place que peut exiger, soit le travail de la digestion, soit les différentes attitudes, que la personne peut être exposée à prendre pour les besoins généraux ou particuliers de la vie de relation,

Comme on peut en juger par la précédente description, l'estomac est un appareil musculo-membraneux très-complexe, pouvant, devant se prêter assez facilement, si non impunément, à des alternatives très-sensibles, de dilatation ou de rétraction, sur la nature des quelles, nous croyons devoir appeler l'attention des mères, et des nourrices, tout particulièrement.

Sans nous étendre plus longuement, sur une foule, d'autres détails anatomiques forts importants aux praticiens ; mais qui pourraient devenir fastidieux pour les gens du monde et par conséquent, leur faire faire confusion ; nous aborderons l'examen des questions physiologiques de la digestion chez l'enfant, le jour de sa naissance. Nous ferons en sorte de compléter, chemin faisant, les différents points d'anatomie que nous négligeons actuellement avec intention.

Nous avons déjà depuis longtemps, spécifié que la seule nourriture que l'on devait confier à l'estomac d'un nouveau-né, était le petit lait, appelé colostrum, que doit contenir les mamelles de sa mère. Les physiologistes démontrent assez rationnellement l'identité de ce produit, avec les éléments d'assimilation que, jusque-là, l'enfant empruntait au sang de sa propre mère : cette liqueur ménage donc réellement la transition, d'une façon toute naturelle, toute physiogénique, pour la mère comme pour l'enfant ; quel meilleur argument en faveur de l'allaitation maternelle !

Aujourd'hui que les rapports entre la mère et l'enfant ne sont plus les mêmes, les procédés d'absorption des aliments, ont nécessairement dû varier ; c'est pourquoi l'enfant est condamné à puiser dans les glandes mammaires, le produit physiologique que la fonction de ces appareils, a préparé pour son alimentation.

Toujours, par cette admirable combinaison des lois physiologiques, qui relie chaque opération à la fonction qui la réclame ; il est important, indispensable, que l'enfant accomplisse certains efforts de succion, pour extraire le lait du sein qui le lui prépare. Les premières contractions qu'exécutent les lèvres, les muscles masseter, les buccinateurs, pour faire le vide indispensable à l'appel du lait, ont pour double effet, de mettre en action les glandes salivaires, notamment les glandes parotides, et sous linguales ou ranines ; d'en exprimer simultanément les produits de secrétions, qui doivent incontinent et nécessairement, modifier les qualités physiques, chimiques et physiogéniques de ce premier aliment.

Les propriétés stimulantes de cette première boisson, devant naturellement influer aussi sur la quantité, comme sur la qualité des fluides salivaires, Il devient facile de comprendre, qu'on ne doit, qu'on ne peut pas raisonnablement confier à ces faibles créatures, des liquides excitants, styptiques, alcooliques, vineux ; sous peine de fausser dès ce premier temps, toutes les opérations de physiogénie ultérieure : un fait très capital aussi en cette circonstance, c'est que les produits de l'insalivation naturellement fort limités, ne peuvent répondre à une ingestion trop abondante et trop fréquemment réitérée d'aliments, c'est-à-dire, de ce petit lait, sous peine, pour celui-ci, de ne point trouver les éléments modificateurs indispensables aux autres opérations de la digestion.

Les glandes salivaires ne sont pas les seules qui doivent concourir à la transformation préalable de l'aliment; il y a de plus, toutes les autres glandes du pharynx et de l'œsophage, le thymus, les cryptes muqueux de la tunique interne du conduit bucco-pharingien, dont les conditions de sécrétion se rattachent aux circonstances que nous avons énumérées pour les glandes salivaires proprement dites.

Toutes ces considérations nous ramènent à nettement spécifier, que la quantité et la qualité de l'aliment du nouveau-né, est subordonnée à la délicatesse de ses organes : qu'en raison de son mode de production dans les seins de la mère, il doit être dépensé dans une juste mesure, dont la limite nous a toujours paru suffisante, de quatre en quatre heures. Ces intervalles, permettant à la mère de réparer convenablement ses forces, à l'enfant de se remettre de la fatigue physio-génique que lui impose la digestion. Pendant que de son côté l'enfant prépare, élabore dans les appareils de sécrétion; les glandes salivaires et autres, les nouveaux produits, qui doivent concourir aux autres opérations de l'alimentation et des digestions ultérieures.

Si maintenant nous tenons à nous rappeler les

dimensions que nous assignions à l'estomac, anatomiquement envisagé ; peut-être arriverons-nous à convaincre tout le monde.

Comprendra-t-on, le besoin de respecter plus scrupuleusement les fonctions hygiéniques et physiogéniques que nous voulons entretenir et développer chez nos enfants. Si donc, d'après ces appréciations toutes physiques ; 30 à 40 grammes de liquide, peuvent suffire à la réplétion de ce petit estomac, nous ne parlons que des premiers jours de la naissance ; nous le demandons sérieusement, quelle est la mère qui, tout compte fait, ne pourra fournir la quantité de lait nécessaire à la fonction digestive de son enfant. — Personne n'ignore aussi, que la sécrétion lactée bien ménagée, ne manque jamais de s'accroître, aussi rapidement que la capacité, bien respectée, du *gaster* de notre petit sujet.

Un point de physiologie qui échappe à beaucoup d'observateurs , c'est l'influence que l'aliment exerce directement sur la quantité comme sur la qualité des sécrétions salivaires et autres ; aussi arrive-t-il trop communément, que les enfants à la mamelle, ont des indigestions, parce que l'aliment mal préparé, incomplètement élaboré, ou ce qui est le cas le plus ordinaire, réitéré sans mesure, ne peut concourir à la fonctionnalité de l'estomac ; et c'est cependant, bon gré, mal gré, dans de telles conditions, qu'il est condamné à transformer, à chymifier, les premiers éléments d'assimilation destinés au développement de l'individu.

Quel est le physiologiste, qui pourra admettre que de telles conditions, puissent servir à une digestion réellement physiologique ? Eh bien, c'est cependant de la sorte que l'on procède journellement.

Si maintenant que nous avons donné un aperçu mathématique de la capacité du ventricule de l'enfant à sa naissance ; nous cherchons à étudier les phénomènes physiques et physiogéniques qui doivent se succéder. — Nous devons espérer qu'il nous sera facile de convaincre les mères et les nourrices du danger d'allaiter aussi continuellement les enfants nouveau-nés.

En effet, si d'une part, ils manquent les réactions physiogéniques de l'insalivation ; la proportion démesurée avec laquelle ils arrivent dans l'estomac, contribue nécessairement à dilater outre-mesuré la capacité de ce réservoir membraneux. Cette dilatation portée à certaines limites ne peut manquer de nuire à la sécrétion des sucs gastriques proprement dits.

Les orifices des vaisseaux exhalant, tout comme celle des absorbants spasmodiquement contractés, se ferment de plus en plus dans ces nouvelles circonstances. Les aliments donnés à une température de 28 à 32 degrés centigrades, ne peuvent résister à l'acidification qui résulte de leur non digestion ; c'est alors, que surgissent tous ces symptômes antiphysiogéniques, sous l'empire desquels l'enfant va commencer son existence individuelle. — Il ne peut échapper à personne, que cette réplétion exagérée de l'estomac des enfants, doit incontestablement retentir sur les viscères abdominaux et autres, dont la liberté fonctionnelle, importe aussi impérieusement au but physiologique des digestions.

Le foie, la rate, le cœur et les poumons, refoulés

chacun de leur côté, ajoutent encore aux conséquences antiphysiogéniques de la fonction digestive. Et c'est au milieu d'un semblable concours de circonstances, que les familles, les jeunes mères et les nourrices, osent s'écrier : D'où viennent les cris de nos enfants ! Quelques mots encore et personne ne pourra les contester.

> Des maux de nos enfants, voulez-vous triompher ?
> Mères ! c'est au berceau qu'il faut les cultiver.

Qui saurait en effet, méconnaître que la grande majorité des affections de l'enfance, ne provient que de la trop grande facilité avec laquelle, mères, nourrices et tout le monde, se plait à outre-passer les lois physiologiques les plus impérieuses. Chaque famille faisant ensuite porter aux médecins, la responsabilité, de l'impuissance à laquelle les condamne, la mauvaise organisation des individus dont on leur confie la santé déjà si profondément menacée.

CHAPITRE XV.

DE LA DIGESTION STOMACHALE, OU CHIMIFICATION DES ALIMENTS CHEZ LE NOUVEAU-NÉ.

Les physiologistes donnent le nom de chimification ou de digestion gastrique, à l'ensemble des modifications physiques et chimiques, que l'aliment a subi de la part des glandes salivaires, œsophagiennes et gastriques, pour le transformer en une pâte plus ou moins homogène, semi-liquide, que l'on appelle le chyme. Inutile de rappeler que chez l'enfant, dont nous nous occupons, tout particulièrement; l'aliment, ne saurait impunément s'écarter de la constitution physique et chimique, qui caractérise le lait maternel ou ses analogues, que c'est dans l'estomac seul, que s'effectue cette transformation des éléments constitutifs de l'aliment, que c'est dans cet organe, que se dissocient les principes devenus inorganiques; qui, sous l'empire des nouvelles réactions physiogéniques, que vont réveiller les sucs gastriques proprements dits. Ces produits revêtiront de nouvelles aptitudes à l'organicité animale qui les attend. Mais n'omettons pas d'ajouter, que ces opérations de chimie vivante, assimilatrices, ne pourront s'opérer qu'à la condition de trouver dans les produits de sécrétions gastro-intestinales, les qualités physiques et physiogéniques, qui résultent d'une harmonie physiologique, que l'on ne peut espérer rencontrer, que chez les enfants parfaitement dirigés; c'est-à-dire, chez les petits sujets, dont la mère ou la nourrice, aura su distancer convenablement les heures de repas, coordonner les exercices et satisfaire à ces mille questions d'hygiène et de physiologie, qui précisément, constituent le caractère spécifique de la Puériculture.

Il est parfaitement entendu, que dans les circonstances particulières où nous sommes, la qualité de l'aliment, sa quantité, a répondu aux exigences physiogéniques de la fonction, que tout est dans les meilleures, les plus légitimes conditions physiologiques : la digestion stomachique, c'est-à-dire la chimification ne peut donc manquer de s'accomplir aussi rigoureusement, aussi physiologiquement que de droit.

Mais est-ce ainsi que les choses se passent journellement dans les mains des mères, des nourrices, et sous les yeux des médecins ? Quelle est à l'heure où nous parlons, la mère, la nourrice, qui par indifférence, insouciance, soit plus encore par ignorance, ne se hâte de redonner le sein à l'enfant, sous ce spécieux prétexte que nous avons déjà signalé, de répondre à cette prétendue activité fonctionnelle des organes digestifs des nouveau-nés. La grande majorité est bien autrement entrainée à procéder ainsi, pour chercher à calmer les cris de ces intéressantes créatures ; cris, dont la source est précisément dans la pratique routinière, incendiaire, sur laquelle, nous voulons particulièrement appeler leur attention.

C'est qu'en effet, supposons que là, où en était la digestion physiologique dont nous suivions toutes les phases ; la chimification touchat à sa fin, que ses éléments réorganisés, n'attendissent plus que les réactions complémentaires qu'elles devaient rencontrer dans les appareils ganglionnaires, entero-mésentériques, lymphatiques ; dans cette merveilleuse et suprême fonction de la respiration, etc., etc. Tout donnait à penser, que les choses subiraient ces lois physiologiques indispensables, avec toute la régularité possible.

Mais voilà que par ces coutumes populaires ces pratiques antiphysiologiques, que ne justifient, que la fausse sensiblerie maternelle, l'ignorance physiologique la plus profonde ; mères et nourrices, se plaisent à donner à l'enfant, le sein ou le biberon, enfin elles le condamnent à ingérer dans cet estomac en fonction, de nouveaux éléments qui, par leur qualité autant que par leur inopportunité, ne peuvent manquer de troubler,

de ralentir ou même d'arrêter l'acte physiologique qu
s'y accomplissait.

C'est assurément par ce procédé, que les mères, les
nourrices; préparent aux enfants toutes les aberrations
fonctionnelles qui tôt ou tard, serviront de base à ces
constitutions débiles, maladives; et qui, pour le présent
concourent à déranger la régularité fonctionnelle des
digestions; provoquent ces fermentations acides alcooliques ou autres, dont les premiers effets sont de produire
des tranchées, des coliques, de véritables indigestions;
auxquelles, mères et nourrices, n'ont de meilleure
médication à apporter, qu'en excitant l'enfant à prendre
le sein ou le biberon, cause bien évidente de toutes
leurs souffrances.

Qui serait en effet assez aveugle, pour ne pas voir,
que ces interruptions des fonctions physiologiques,
que ces dépravations physiques et chimiques de l'aliment, doivent nécessairement retentir sur les organes,
comme sur la santé de l'individu qui les subit.

Comment ne pas comprendre, que ces digestions
rendues subintrantes, continues, exigent des appareils
un travail incessant, qui à un moment donné, fatigue,
détruit l'estomac, le jette dans une inertie, de laquelle
procéde ce lymphatisme, cet appauvrissement caractéristique; si poëtiquement formulé par une physiolo-
gisté moderne, de la pauvreté par l'abondance. En
effet ces enfants mangeant toujours, digèrent mal et
de cette assimilation insuffisante de mauvaise qualité,
résulte la détérioration progressive, constitutionnelle,
e lymphatisme, la scrofule, le rachitisme, les humeurs

froides des auteurs anciens, les eccrouelles.

Tous ceux qui s'occupent de l'hygiène de l'enfance ou de l'homme adulte; se bornent assez généralement à ne suivre l'aliment et ses transformations physio-géniques, que jusques dans l'estomac; ils laissent bien pressentir le rôle du foie, de la rate, et du pancréas, etc.; mais ils abandonnent en quelque sorte aux caprices de l'organisme, les opérations ultérieures de la tranfor-mation élémentaire, des produits de la digestion. Ils annoncent que ces nouveaux éléments organiques, ne peuvent conquérir leurs conditions à la vitalité, devenir la chaire coulante de *Bordeu*; qu'à la condi-tion de subir dans l'acte de l'hématose ou de la respi-ration; ce *quid divinum*, dont la réalisation physiogé-nique, demande aussi à être étudiée très-sérieusement même chez les enfants à la mamelle.

Mais revenons à la question de la chimification phy-siologique et voyons, ce que deviennent les aliments au sortir de l'estomac !

Ici, toujours d'après les plus éminents physiologistes, les questions se compliquent; c'est, qu'en effet, les aliments, ou plutôt la masse plus ou moins homogène qui les représente, va se dédoubler; une portion, la plus liquide, doit prendre le chemin des canaux absor-bants, des lymphatiques entero-misentériques, épiploï-ques, venir se déverser dans les ramifications du canal thoracique, dit réservoir de Pequet; pour delà, se mélanger au sang veineux des sous-clavières, et se confondre avec lui, pour arriver au cœur, aux poumons.

L'autre portion des aliments chimifiés, passe de

l'estomac, dans le conduit intestinal proprement dit, le duodécum, le jéjunum, etc. Elle vient en définitive, constituer la masse inorganisée des produits de la défiécation ; ces produits excrémentitiels, sont d'autant plus abondants que les aliments qui les ont fournis, ont été plus réfractaires à l'activité dissolvante des sucs gastriques. C'est aussi à leur plus ou moins grande fermentescibilité, que nos jeunes enfants, sont redevables de ces tranchées, de ces coliques, qui les contraignent à crier, les empêche de reposer et leur procure ces premiers symptômes, que les mères et les nourrices, veulent calmer par la présentation du sein ou du biberon. — C'est aussi au milieu de ces accidents, que mères, nourrices, matrones et amies toutes s'écrient, que le lait est mauvais, insuffisant et nuisible. Mais hélas ! le fumier et l'eau, que l'on prodigue aux jeunes plantes réussissent-ils toujours à donner les plus belles fleurs, et les meilleurs fruits ? *Ars tota in observationibus :* ce qui revient à dire : « Consultez l'expérience physiologique et pratique de la Puériculture. »

Les produits chimifiés que nous avons abandonnés dans l'estomac, se séparent promptement avons nous dit, pour constituer d'une part les matières stercorales, qui suivent les circonvolutions intestinales ; sauf à céder chemin faisant aux bouches absorbantes du tube gastro-intestinal, les éléments les plus liquides, spécialement appelés chyle.

Ce nouveau produit de l'élaboration digestive, que nous le prenions dans l'estomac, le duodécum le jéjunum, l'illun, ou le gros intestin, n'en constitue pas moins un liquide très-complexe dont les éléments doivent encore se modifier d'instants en instants, en passant par les vaisseaux chilifères et les renflements ganglionnaires dont ils sont pourvus; depuis leur départ du tube digestif jusqu'au confluent des sous-clavières, sans parler, de cette autre division vasculaire du même ordre, qui, se dissociant des ramifications principales essentielles au canal thoracique; vont de concert avec les veines mésaraïques, converger vers la face inférieure du foie, se déverser aussi, dans le système de la veine porte; pour gagner les vaisseaux hépatiques et remonter ultérieurement au cœur et aux poumons. C'est dans ce long et ténébreux circuit, qu'il nous faut actuellement étudier les modifications des produits chilifiés, leur réaction primitive et secondaire sur les appareils, dans le but d'éclairer les mères, les nourrices et les sage-femmes, sur les conséquences physiogéniques et pathogéniques qui en découlent.

C'est qu'en effet, si ces produits de l'élaboration digestive; par le fait de leur qualité, autant que par la trop continuelle rapidité, avec laquelle ils arrivent à passer par les vaisseaux absorbants, et par leurs renflements ganglionnaires, ne peuvent manquer de provoquer dans ces vaisseaux, comme dans leurs ganglions, une véritable sur activité pathogénique, qui tout en provoquant une dilatation insolite, antiphysiologique, concourent, d'autre part, à fatiguer, à fausser la fonctionnalité de ces appareils; ils y suscitent une hyperthrophie progressive, qui caractérise ces développements spécifiques, appelés gros ventre, ou carreau, et que dans les temps plus reculés encore, on traduisait par l'expression de chartre, de tabes mésentérica ; véritables symptômes prémonitoires, du rachitisme, de la scrofule, des écrouelles.

Pendant que les vaisseaux absorbants perdent ainsi leurs propriétés physiologiques, que les ganglions se dénaturent, s'hypertrophient ; les produits de la digestion, le chyle s'y altère de plus en plus et c'est dans de telles conditions de composition qu'il gagne, soit par le système de la veine porte, soit par les sous-clavières, le centre pulmonaire, ou il doit, en définitive, compléter son organisation anatomo-physiogénique.

Si comme nous l'avons indiqué, il réagit si défavorablement sur les ganglions lymphatiques entéro-mésentériques, il ne peut moins faire sur le foie, sur le poumon où il doit nécessairement produire des impressions analogues et d'autant plus compromettantes, qu'à chaque stations, il s'altère de plus en plus, qu'il fatigue davantage chaque appareil où il passe et y provoque des irritations spécifiques, inhérentes à sa constitution intime.

C'est bien évidemment en prenant au sérieux toutes ces déductions anatomiques et physiologiques, que l'on sera nécessairement conduit, à saisir la relation de cause à effet, entre les adénités abdominales, cervicales, toutes ces formes d'affections hépatiques, gastro-intestinales, qui déciment la très-grande majorité des enfants du premier âge. Nous verrons d'ailleurs, en étudiant plus tard, les différents procédés d'allaitation. Comment ces phénomènes se succèdent, presque légitimement et infailliblement; comment en raison de leur degré d'intensité, ils peuvent souvent aussi, ne servir qu'à préparer toutes ces diathèses parasitaires, vermineuses. de la première enfance.

Le dernier phénomène pathogénique, sur lequel nous nous arrêterons ici, c'est la fréquence de ces bronchites capillaires de ces broncho-pneumonies chez les enfants à la mamelle ; l'apparition de ces phénomènes morbides, ne pouvant presque jamais, ou très-rarement au moins, être rapportés aux vissicitudes atmosphériques, à l'intervention du froid ou de l'humidité, à l'abaissement de la température ; car rien n'est plus commun de les voir apparaitre, chez les enfants les plus religieusement soignés, tenus dans des habitations chaudes, spacieuses, présentant en définitive, tout le confortable possible.

Mais qui pourrait en effet, se refuser à admettre encore en cette circonstance, l'intervention toute légitime et pathogénique, de ces aliments incomplexes, de vicieuse digestion, et dépravés chemin faisant, par les conditions pathogéniques de chaque appareil d'épuration: C'est bien évidemment la qualité stimulante, irritante de ce produit d'élaboration, qui provoque sur le tissu pulmonaire, cette excitation spécifique, en vertu de laquelle, le peranchyme organique se congestione, la muqueuse pulmonaire surexcitée comme par des vapeurs rutilantes, le tabac, le soufre, etc., etc., fournit une hypersécrétion de circonstance, qui motive chez les mères et les nourrices cette conclusion antiphysiogénique que l'enfant a la poitrine grasse, qu'il est sous le coup d'un engouement pulmonaire, qu'il faut remédier à tout cet appareil symptômatique, par l'intervention du sirop d'ipécacuenha ; et toutes, d'exiger du médecin ou de la sage-femme, l'usage d'un éméto-cathartique quelconque, qui ne peut, qui ne doit remédier que passagèrement au mal ; puisque la cause continuera, en dépit du médicament et des observations du médecin. — Le seul avantage que la nourrice y trouvera sera de pouvoir plus impunément encore continuer l'allaitation inconsidérée à laquelle elle est habituée.

Au milieu d'un pareil concours de circonstances, qui fausse ainsi du point de départ au point d'arrivée, tous les éléments de la digestion, qui dénature les produits de l'assimilation ; ceux qui doivent coopérer au développement anatomique et physiologique de l'organisme tout entier ; comment voulez-vous que les enfants se constituent, sur des bases solides, qu'ils jouissent jamais d'une santé, d'une constitution satisfaisante, la chose n'est pas possible.

Mais que l'on veuille bien encore y réfléchir, nous ne sommes pas encore au terme de nos appréciations physiologiques ; car, de quelque manière que se soient succédés chez l'enfant toutes ces opérations de chimie organisatrice, de digestion, d'absorption, d'assimilation ; quelque régulière, quelque légitime que puisse être l'hématose, ou la sanguinification de tous ces produits ; nouvelle circonstance qui dépend encore, d'une foule de considérations physiologiques particulières, et dont le médecin praticien, doit spécialement s'occuper. — Études fort intéressantes, qui conduisent à déterminer les qualités et la quantité d'air respirable, qu'un nouveau-né, doit trouver à sa disposition, tant dans l'appartement, que dans le lit où il est confiné.

C'est qu'en effet, ces dernières opérations, importent peut être plus encore que les précédentes, à la constitution définitive de ces nouveaux éléments de la réparation organique générale. Car, cette chaire coulante, comme disait *Bordeu*, ce principe d'alimentation des appareils, cet élément indispensable à la fonctionnalité physiologique des organes ; son but, sa fin physiogénique, ne peuvent se réaliser, qu'à la condition de réunir toutes ces qualités physiologiques essentielles.

A ce moment, commence en effet une nouvelle série de phénomènes physiologiques ; le sang définitivement constitué, bon ou mauvais, complet ou incomplet, riche ou pauvre, est destiné à parcourir tous les couloirs artériels de l'économie ; dans le but de céder, chemin faisant, à chaque appareil, les éléments de la fonctionnalité particulière, autant que les principes d'assimilation, de réparation individuelle.

Il est parfaitement démontré que si, par l'oubli, l'infraction permanente de cette physiogénie indispensable à l'époque de la vie où nous l'étudions, les éléments, les principes d'assimilation pêchent par leur composition ; les organes, les appareils à l'édification desquels, ils doivent concourir, ne sauraient présenter la solidité, la viabilité qui leur est si nécessaire.

C'est aussi en tenant compte de toutes les questions physiologiques générales et particulières, que l'on pourra logiquement et presque mathématiquement, fournir la raison de ces altérations organiques constitutionnelles qui caractérise en grande partie toute la pathogénie de la première enfance.

C'est en calculant aussi rigoureusement que possible, la succession des phénomènes physiogéniques, en les comparant aux altérations constitutionnelles, locales ou générales, que l'on arrivera à pouvoir préciser, l'ordre de secrétion et de transformation de toutes les opérations physiogéniques ou pathogéniques, dont les âges sont susceptibles. Nous trouverons, d'ailleurs, l'occasion de spécifier plus tard, l'ensemble de toutes ces appréciations, quand nous étudierons le scrofule et toutes ses variétés.

CHAPITRE XVI

PHYSIOLOGIE DE LA RESPIRATION CHEZ LE NOUVEAU-NÉ.

A la naissance de l'enfant, c'est-à-dire à ce moment où les connexions physiogéniques qui reliaient la mère à l'enfant, viennent à cesser; les physiologistes savent, que le système circulatoire artériel et veineux, éprouvant de profondes et radicales modifications, que les deux circulations qui tout à l'heure, se confondaient impunément à la faveur du trou de botal, deviennent presque instantanément distinctes ; elles se séparent complètement. A cette occasion, elles suscitent dans l'économie, une nouvelle série de phénomènes physioogiques, dont l'appréciation importe beaucoup, au point de vue des nouvelles règles hygiéniques que réclament les enfants.

C'est en effet, par la facilité avec laquelle cette occlusion des cavités auriculaires, s'accomplit, que les nouveau-nés, peuvent plus rapidement et plus physiologiquement conquérir leur viabilité indépendante. C'est aussi l'instant où le poumon doit entrer en fonction — se substituant tout entier au placenta, qui jusque-là, suffisait à la transformation des éléments du sang fœtal.

C'est alors que tout le sang veineux, qui revient des différentes parties du corps, qu'il provienne du système de la veine porte, aussi bien que celui des sous-clavières il se trouve déversé dans l'oreillette droite, qui le transmet au ventricule droit ; celui-ci se contracte pour le chasser par l'artère pulmonaire, dans le système capillaire du poumon ; c'est dans ce contact particulier qu'il éprouve avec l'air contenu dans les vésicules pulmonaires, qu'il se vivifie, qu'il s'hémétose, c'est-à-dire, qu'il prend la couleur rouge, rutilante, caractéristique du sang artériel. Dans ces nouvelles conditions il est reporté aux cavités gauches du cœur, par les veines pulmonaires ; l'oreillette gauche qui le reçoit, celle-ci à son tour, le déverse dans le ventricule correspondant ; qui en se contractant, le chasse de nouveau dans l'aorte et le renvoie chargé des nouveaux éléments d'élaboration digestive dont il s'est enrichi en arrivant au cœur droit.

Ce qu'il nous importe tout particulièrement de démontrer en ce moment, c'est de faire ressortir l'influence immédiate, que les produits de la digestion peuvent et doivent exercer sur la masse du sang. Au moment où ces deux produits se mélangent, c'est-à-dire, à cet instant où la veine cave supérieure et les veines jugulaires droites et gauches, versent. dans l'oreillette droite, les nouveaux éléments qu'ils rapportent, par l'intermédiaire des lymphatiques et des chylifères proprement dit.

Il ne peut certainement faire doute pour aucun physiologiste, que la facilité avec laquelle, les produits de la digestion gastro intestinale se seront effectués, chylifiés, doivent concourir aux qualités physiologiques qui les caractériseront. Si donc, chez l'enfant dont nous nous occupons tout spécialement en ce moment; il est logique de penser, que, si le lait, qui a constitué sa première boisson, son unique aliment, s'est convenablement modifié, digéré à ce premier temps de la mise en activité de ses organes digestifs; ces produits d'assimilation, rapportés par le système veineux au poumon, y subiront plus facilement, plus physiologiquement, les nouvelles opérations de chimie vivante qui doit les constituer sang.

Toutes ces explications, déjà si longuement déduites dans les précédents chapitres, n'ont pour but, que de rapprocher l'ensemble des nouveaux phénomènes physiogéniques, à la faveur desquels, doivent en définitive, se compléter les qualités physiques et chimiques de ces nouveaux produits d'assimilation.

C'est, disons nous, par la réaction essentielle des

éléments d'oxygénation de l'air respirable, que notre jeune sujet, est appelé à transformer profitablement les éléments de son élaboration digestive ; c'est bien pour cela que nous tenons tant aujourd'hui, à étudier toutes les conditions qui peuvent mettre l'enfant en position d'hématoser, de vivifier, ses propres produits d'assimilation digestive.

Tous les traités d'hygiène appliqués à cet âge, ne laissent pas que de préciser, qu'il faut que l'enfant puisse respirer à son aise, un air frais et convenablement renouvelé ; qu'à cet effet, il faut lui laisser la liberté de ses muscles inspirateurs et expirateurs, par conséquent, de ne pas trop serrer son maillot, de le coucher sur un plan incliné de 40 à 45 degrés, dans une chambre assez spacieuse, où l'air et la lumière, lui arrivent en suffisante quantité, ni trop chaud, ni trop froid.

Nous ne manquerons certes pas de nous associer à toutes ces recommandations hygiéniques de première nécessité, de véritable urgence ; mais aussi, nous profiterons de la circonstance pour faire remarquer, que ces préceptes si éloquemment dictés, par tous les praticiens, sont trop communément mal appliqués, et trop souvent méconnus, négligés, ou très-profondément dénaturés.

En effet, combien rencontrez-vous de familles, qui s'attachent à garnir le berceau de leurs enfants avec des étoffes imperméables, qui, pour plus de sécurité encore, se plaisent à surmonter les bercelonnettes, de rideaux de même étoffe, sinon plus imperméables encore, de façon à intercepter et l'air et la lumière.

Elles ne font aucune attention dans ce cas, à cette circonstance qui transforme le lit de leur enfant, en une cloche plus ou moins impénétrable, au renouvellement de l'air respirable ; que la capacité de ce véritable chassis, ne donne pas à l'enfant qui y séjourne, la quantité d'air respirable dont il doit avoir besoin, pendant tout le temps qu'il est appelé à y demeurer. Que pour comble de bonheur, l'air expiré par l'enfant, se mêlant aux émanations, que développent les produits excrémentitiels, urines et matières fécales, au milieu desquelles il baigne, ne manque pas, de vicier plus vite encore, la dose et la qualité d'air, qui sont à sa disposition. C'est dans ces misérables conditions, que la très-grande majorité des enfants nouveau-nés ou du premier âge, sont condamnés à commencer leur existence.

C'est alors aussi, que mères et nourrices, se méprenant sur le cri de leurs enfants, sur ces symptômes quasi-maladifs, d'axphyxie, de congestion pulmonaire et cérébrale, d'engorgement hépatique, sclérème, ou endurcissement du tissu cellulaire, s'empressent auprès du petit, le prennent, l'agitent, lui donnent le sein ou le biberon, pour le replacer immédiatement, dans le foyer d'infection, sous le chassis, l'éteignoir vital proprement dit.

Le calme momentané que goûtent ces innocentes créatures, ne dure alors, que le temps de consommer la nouvelle quantité d'air, qui est à leur disposition ; aussi ne tardent-ils, à s'écrier de plus fort, pour demander du secours, de l'air ; on leur répond par une nouvelle présentation du sein ou du biberon.

Combien de mères, alors, préfèrent mettre l'enfant auprès d'elles, pendu au sein, où il est d'autant mieux, qu'il respire plus librement, mais où il absorbe des quantités exagérées de l'aliment, qui fatigue son estomac, appauvrit le lait de la mère, souvent même l'épuise; et c'est dans ce concours de circonstances réellement antiphysiologiques, que famille, médecin, tout le monde, s'évertue à dire à une mère, quelle est mauvaise nourrice, que son lait est trop faible, et qu'il faut recourir à un autre mode d'éducation.

Mais tout ce que nous venons de développer ici, d'après nos propres appréciations pratiques, ne le verrons nous pas se représenter plus dangereusement encore, quand les enfants sont confiés à des nourrices étrangères, quand ils sont allaités au biberon, dont la confection demande aussi tant de soins et des connaissances spéciales, déduites précisément, de ces données physiologiques, si généralement négligées ou méconnues des jeunes mères.

Si d'ailleurs, nous nous rappelons, ce que nous disions précédemment à l'occasion de la digestion physiologique; que cette fonction s'accomplissait d'autant plus facilement, plus régulièrement, que l'aliment était plus en harmonie avec la force et l'activité du sujet; que cet aliment était moins réfractaire aux propriétés digestives des sucs gastriques; nous répèterons ici que la fonction de l'hématose ou de la vivification des éléments de l'élaboration digestive, sera d'autant plus complète, plus facile, que les produits à hématoser seront plus physiologiquement constitués; mais aussi.

que d'autre part, ils trouveront dans le poumon, un air plus vital, plus hygiéniquement constitué. Nouvelles considérations qui justifient la nécessité d'étudier la respiration dans ses rapports avec la digestion et qui ne peut manquer de confirmer l'opinion de notre confrère le docteur *Sales Girons*; sur l'importance de la diète respiratoire, telle qu'il l'a définie. Car, tout démontre surabondamment, que la santé, l'équilibre physiologique, le niveau biologique proprement dit, dépend de la régularité, de la plus ou moins grande rapidité avec laquelle, s'accomplissent toutes ces fonctions essentielles de l'économie.

Si d'ailleurs nous voulions confirmer toutes ces appréciations théoriques, par l'expérience pratique de l'âge adulte; qui n'a souvent été à même de remarquer l'influence du séjour nuisible pour la digestion, dans des appartements trop chauds, encombrés de monde, dans les grandes réunions, les salles de spectacle, les chambres où se dégagent des exhalaisons odorantes, fortes, naturelles ou artificielles, — toutes ces indigestions en un mot, qui ne reconnaissent d'autres causes, que le manque d'air respirable: Si par contre, on s'applique à comparer ces digestions laborieuses, avec les autres, on se convaincra facilement, que les repas copieux, trop excitants, arrosés de vins généreux, de liqueurs alcooliques; terminés par des fumigations nicotiques — retentissent profondément sur les fonctions physiologiques, sont très-souvent accompagnés d'insomnies, d'excitations cérébrales, portés même à l'excès, elles entrainent un malaise local ou général, dont on a souvent assez de peine à se débarrasser :

Il est donc réellement impossible, de refuser l'influence que l'air, exerce sur les digestions de l'enfant, aussi bien que chez les grandes personnes, mais aussi, devons nous ajouter que les conséquences sont infiniment plus graves. chez l'enfant nouveau-né, dont les organes si délicats, si fragiles, ne sauraient impunément retarder ou vicier les éléments d'absorption, d'assimilation qui doivent servir à l'édification anatomique de cette période. C'est donc bien évidemment ici encore, que nous insisterons, pour faire remarquer aux médecins, aux physiologistes, que les moindres interruptions, que les plus légères aberrations physiogéniques de ces fonctions, digestives, respiratrices et circulatrices, peuvent nuire très-profondément à la santé, à la constitution des individus.

Les nouveaux points d'études que nous signalons, conduiront dans un temps donné, à préciser la nature des altérations, autant que l'époque à laquelle elles se seront accomplies, sous l'empire de quelles causes physiques ou physiogéniques elles se seront réalisées.

Nous avions donc raison quand nous annoncions au début de ce travail, que l'étude de la Puériculture, était appelée à modifier les idées physiologiques et pathogéniques autant que la thérapeutique des différentes diathèses; qu'elle devait éclairer surtout, la pathogénie de l'enfance proprement dite.

Si pour résumer toutes les causes directes ou indirectes, qui, de près ou de loin, physiquement ou physiogéniquement, peuvent concourir à provoquer les cris des enfants; nous ajoutons celles qui résultent, de la constitution éminemment délicate du nouveau-né, dont il est redevable à l'inobservance, de la part de sa mère, des obligations que lui imposait sa position au temps de la grossesse; de ces causes qui suivent le travail d'une parturition, plus ou moins laborieuse, de ces autres qui sont provoquées par les opérations inhé-rentes aux questions de nettoyement, d'habillement, de soins généraux et particuliers, indispensables à l'époque de la naissance; ces difficultés qui proviennent de la non préparation des seins, et de ces coutumes popu-laires qui encouragent les jeunes mères à donner à leurs enfants, ces breuvages, inutiles, dangereux, qui du premier jour, faussent toute la physiogénie des appareils digestifs; toutes celles enfin que nous avons énumérées dans ce chapitre!

N'en voilà-t-il pas bien certainement assez, pour dérouter une jeune mère, une nourrice, dont toutes les connaissances pratiques, se résument comme nous l'avons déjà dit, dans l'impunité temporaire de ses devancières : les conséquences définitives de toutes ces aberrations physiologiques, sont de permettre, de con-courir à l'introduction permanente et continue, d'élé-ments hétérogènes, antiphysiogéniques, dans le torrent circulatoire.

Ces produits de mauvaise élaboration, de composi-tion physique et chimique insuffisante, défectueux, n'en sont pas moins appelés à parcourir tout l'arbre arté-rioso veineux de l'organisme entier; tout en fournissant à chaque appareil, à chaque organe, l'élément de son développement anatomique et l'incitant de la fonction physiogénique qui lui appartient, — par la spécificité antiphysiologique de ces produits, ne serait-il donc logique, de les regarder comme de véritables poisons des produits excrémentitiels qui ne sauraient concourir à l'entretien ni au développement de fonctions réellement physiologiques.

Aussi, leur affinité au différent appareil ne doit elle être que temporaire, et d'une durée d'autant plus limitée, qu'ils s'éloignent plus profondément de la vitalité générale ou particulière, des organes, à la constitution desquels, ils ont servi. Nous nous expliquerons plus tard sur toutes ces questions pathogéniques dans le traité des maladies scorfuleuses. L'étude de l'alimentation des nouveau-nés, telle quelle se pratique journellement, éclairera d'un nouveau jour, ces déductions physiologiques.

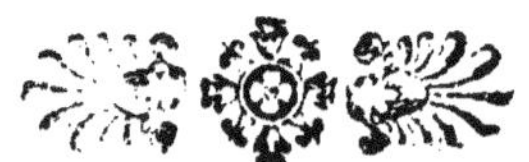

CHAPITRE XVII

DE L'ALLAITEMENT OU DE L'ALIMENTATION DES NOUVEAU-NÉS.

Comme l'exprime assez nettement, la racine grammaticale du mot : *Aleo, alere, nourrir ; lac, lactis, lait :* pour nous justifier du substantif allaitation, que nous voulons appliquer à cet acte particulier, qui caractérise l'action d'une mère donnant à téter à son enfant.

Le mot allaitement spécifiant à notre avis, d'une manière plus radicale, la fonction physiologique proprement dite de la nutrition lactée. Ceci posé, l'allaitement consiste, dans l'opération de nourrir les enfants à l'aide du lait. Sans même chercher plus loin — on ne peut que s'étonner, de l'entraînement avec lequel, mères, nourrice et gens du métier, se préoccupent inconsidérément des moyens de frauder la nature; ceux-ci en s'exagérant les impossibilités maternelles, ceux-là, en ne voyant que des laits insuffisants, de mauvaise qualité ; d'autres enfin, cherchant à se prémunir contre des difficultés imaginaires, contre l'apparition, chez la mère, de maladies très éventuelles, la rendant prématurément incapable d'accomplir sa mission maternelle.

Là, ce sont des liqueurs excitantes, stimulantes, médicamenteuses, que l'on cherche à substituer à cette douce et légitime sécrétion que fournissent les seins de la propre mère. Tantôt des aliments de nature grossière, mal préparés, rendus plus impropres encore, par la manière inconsidérée avec laquelle on cherche à les faire absorber à ces fragiles organisations, tout en acceptant et avec raison, que les enfants, ne peuvent et ne doivent être alimentés, qu'avec le lait.

Nous nous empressons d'ajouter, qu'il est des lois et des règles à ce mode d'alimentation, dont on ne saurait se départir, sans de graves, de très-sérieux inconvénients pour la santé présente et future de ces pauvres enfants. Ce chapitre comprendra donc, toutes les études relatives à l'alimentation des nouveau-nés par le lait — ou de l'allaitement proprement dit. —

Trois procédés particuliers, se prêtent avec une égale facilité à la réalisation de l'allaitement, mais à une condition toutefois, c'est d'être parfaitement dirigé et suivant certaines données pratiques, que l'expérience nous a permis d'élever au rang d'une véritable science.

Le premier le plus légitime, est l'allaitement maternel. Dans ce premier procédé, notre intervention se résume à préciser seulement le nombre et la durée des heures de repas, bien qu'en réalité, nous soyons souvent encore, appelés à coopérer à l'accomplissement de cette fonction, par les soins hygiéniques que nous devons imposer aux nourrices.

Le deuxième, que nous appellerons l'allaitement substitué ou substitutif, consiste dans la résiliation des droits maternels, en faveur d'une femme, ou comme on l'appelle, d'une nourrice étrangère.

Le troisième, ou l'allaitement au biberon, permet d'élever les enfants, avec le lait des animaux.

Dans ces derniers temps, on a en quelque sorte improvisé un quatrième procédé, auquel on a appliqué la dénomination d'allaitement mixte; dans ce dernier cas, on se propose de soumettre les nouveau-nés, à une alimentation composée, du lait de la mère ou de la nourrice, additionné d'une certaine proportion d'aliments supplémentaires, bouillies, biscottes, panades, crêmes de riz, de gruau, etc., etc.

Avant de porter un jugement motivé, sur la préférence que peut mériter, l'un ou l'autre de ces procédés d'allaitement ou d'alimentation, nous croyons devoir fixer l'opinion générale sur la grande loi organique, qui autorise à fixer réglementairement la quotité des repas des jeunes enfants, aussi bien que celle des adultes, à quatre fois par jour, savoir : huit heures du matin, midi, quatre heures et huit heures du soir.

Nous ne saurions nous dissimuler, ce que cette proposition quasi-paradoxale, va susciter d'opposition de la part des gens du monde, des mères, des nourrices et de beaucoup de médecins aussi : pour justifier un tel absolutisme, nous espérons, que l'on voudra bien nous suivre dans les considérations physiologiques, qui rationnellement le motivent.

Sans revenir sur les appréciations physiogéniques, que nous avons développées, dans le chapitre de la digestion physiologique des nouveau-nés ; nous ajouterons que l'estomac en tant qu'organe, comme agent principal de la fonction digestive, ne saurait plus qu'aucun autre appareil de l'économie, répondre à une activité fonctionnelle, permanente, et indéfinie. C'est précisément en respectant plus religieusement ces conditions de la fonctionnalité physiogénique, que l'on peut réaliser la plus grande somme de produits assimilables, tout en concourant à leur amélioration constitutive, chez le nouveau-né dont nous nous occupons en ce moment. La digestion ne peut s'effectuer à cet âge, que sur des éléments déterminés, circonstance qui ressort de sa propre organisation à l'époque dont nous parlons.

N'oublions pas non plus, qu'à raison de sa capacité, l'estomac de l'enfant à sa naissance, ne saurait se prêter impunément à l'injestion d'une trop grande quantité de l'aliment qui lui est indispensable, d'après les proportions que nous avons expérimentalement déterminées dans le chapitre de la physiologie de la digestion ; il reste bien nettement établi, que 40 à 50 grammes au plus, de principes alimentaires, peuvent satisfaire à la réplétion physiologique du ventricule, dans les premières semaines qui suivent la naissance ; c'est en effet ce que l'observation permet de constater, additionnant la quantité de lait, que l'enfant emprunte au sein de sa mère, du produit de sécrétion salivaires, qui doivent servir à la transformation chymificatrice de l'aliment.

Mais ce que nous croyons tout particulièrement devoir rappeler aux physiologistes et ce que les mères et les nourrices doivent apprendre ; c'est que la transformation des aliments dans l'estomac, s'accomplit, sous l'empire de conditions physiologiques particulières, qui résultent, de l'affluence d'une proportion assez notable du sang dans les vaisseaux arteriels de ce réservoir ; que par conséquent, si le ventricule est démesurément distendu par la quantité des aliments qui y sont déposés, le phenomène physiologique dont nous parlons, ne pouvant se réaliser, la sécretion du suc gastrique que doit fournir la muqueuse, sera retardée ou suspendue, la fonction digestive languira, les principes alibiles subiront des réactions incomplètes, insuffisantes et comme auraient dit les anciens la coction ne veut s'accomplir, les produits de l'assimilation se dénaturant, se pervestissant, nous marcherons droit, dans le chemin de la maladie, au lieu de travailler à l'édification physiologique de notre organisme.

Mais ce qui doit surtout appeler l'attention et toute la sollicitude des mères et des médecins, c'est que, si la dilatation forcée de l'estomac peut s'opposer à la fluxion sanguine arterielle que nous signalons ; d'autre part elle concourt au refoulement du foie, du diaphragme.

du poumon, à la compression du cœur, dont la gêne, quelque momentanée qu'elle soit, ne peut manquer de troubler la fonction physiogénique la plus indispensable.

Or, à ce moment même, l'absence des produits de sécrétion de chacun de ces appareils, doit nécessairement contribuer, au ralentissement de l'acte de chymification.

Dans ces nouvelles conditions, les aliments ne pouvant acquérir les qualités indispensables à leur légitime et physiologique transformation, ne peuvent, ne doivent y séjourner plus longtemps ; ils sont donc endosmotiquement résorbés avec leurs bonnes ou mauvaises compositions ; condamnés à suivre les couloirs physiologiques, au centre desquels ils impriment une activité qui bien évidemment, est corrélative de leur plus ou moins complète élaboration.

Nous avons déjà antérieurement démontré, toute la part qu'ils pouvaient prendre à l'excitation antiphysiologique des ganglions mésentériques, des vaisseaux limphatiques ou lactés, du foie, du pancréas quelque petit qu'il soit à ce moment. L'influence pathogénique que ces nouveaux éléments, d'une élaboration digestive de mauvaise qualité, pouvait exercer sur les ganglions cervicaux, bronchiques, le thymus autant que sur le parenchyme pulmonaire lui-même. Enfin les résultats fâcheux, de cette nutrition organique des tissus, des appareils en voie de développement à cette époque de la vie des enfants, les conduit lentement mais progressivement aux affections constitutionnelles dont nous avons déjà parlé.

Les appréciations physiologiques sur lesquelles nous

nous sommes assez longuement arrêté, nous amènent à étudier les causes les plus ordinaires de ces perturbations hygiéniques et physiologiques, afin de pouvoir présenter aux mères et aux nourrices, les moyens d'y remédier.

Il est déjà surabondamment établi, par tout ce qui précède, que la succession et le développement de l'immense majorité des maladies du premier âge, ne doivent leurs manifestations qu'à la manière inconsidérée, avec laquelle se dirige, la première alimentation des nouveau-nés.

Si, comme nous croyons l'avoir bien démontré, l'ignorance des jeunes femmes, les conduit à négliger toutes les précautions indispensables à la préparation des seins; au choix d'une bonne et véritable nourrice, aux mille petits détails qui peuvent concourir à exonérer le biberon des spécieux dangers qu'on lui attribue.

Combien de choses aurons-nous encore à leur apprendre, sur la manière de présenter le sein à l'enfant, sur les raisons physiologiques qui leur imposent de régler mathématiquement (autant que possible) la proportion et la fréquence de ces allaitations, pour répondre aux exigences physiogéniques que réclame le développement relatif des individus dont nous nous occupons.

Que de fois en effet, avons nous fait appel à l'observation comparative, des animaux ou des plantes, pour déduire ces règles essentiellement hygiéniques de l'éducation de la première enfance.

N'avons-nous donc suffisamment répété aux mères et aux nourrices, qu'elles devaient se défier des cris de leurs enfants, que rien ne pouvait, ne devait les encourager à toujours rapporter ce symptôme, au besoin de réparation alimentaire. Que dans cette circonstance même, après avoir sagement réfléchi, pesé le caractère particulier de ces cris; elles devaient toujours, en dehors de toute sensibilité maternelle, se poser les questions suivantes : Est-il réellement possible, que mon enfant, qui est nettoyé, habillé, convenablement alimenté, puisse, par ces nouveaux cris, exprimer le besoin d'une alimentation supplémentaire ?

C'est ici même, que nous nous attacherons à faire bien comprendre aux jeunes mères, que si, par le fait même de cette sensiblerie que l'on devrait caractériser de faiblesse et de faiblesse dangereuse, au lieu de consulter leur cœur, elles consultaient leur instinct maternel, physiologique, elles s'apercevraient bien mieux de la faute qu'elles commettent.

C'est qu'en effet, la mamelle, cette source alimentaire de l'enfant, doit être le régulateur de la mère ou de la nourrice. C'est physiologiquement à elle, qu'il faut demander si l'heure du repas est sonnée ! Et c'est trop souvent faute de compter avec cet élément physiologique, que mères et nourrices se laissent entraîner, à ces sensibleries si dangereuses pour les enfants.

Pour prouver l'importance de ces exigences de la Puériculture ; il nous suffira de retracer une pratique qui n'a certainement pu échapper à personne. Cette facilité, ou plutôt cette prodigalité avec laquelle, mères et nourrices, offrent le sein à l'enfant sans se méfier des conséquences que cette invitation machinale, peut exercer sur la fonctionnalité physiogénique du nourrisson.

Le moment ne saurait donc être plus opportun que de leur apprendre les motifs qui peuvent justifier notre propre sollicitude à cet égard. Si pour la mère, en effet, cette opération a pour but d'exciter prématurément une sécrétion hors de propos, dont par conséquent les éléments ne sauraient adventivement réunir les conditions physiques et physiogéniques nécessaires ; ce qui, tout le monde le comprend, ne peut concourir qu'à fatiguer l'organe et la fonction, appauvrir le produit, et le dénaturer.

Du côté de l'enfant il surgira une succession de réactions antiphysiologiques, souvent maladives, qui contribuent encore mieux à tromper la mère et la nourrice puissent qu'elles concourent à réveiller ces stimulations, ces irritations des appareils gastro-intestinaux que l'enfant accusait par ses premiers cris.

Malgré tout ce que peut avoir de problématique, aux yeux de certains praticiens, la manière de juger ces phénomènes physiogéniques ; nous n'hésiterons pas à les exposer suivant notre conviction ; l'expérience pratique nous ayant maintes fois, mis en demeure de les constater.

La digestion de l'aliment, quelqu'il soit, indépendamment même de l'âge, n'arrive dans l'estomac qu'associé aux produits de l'insalivation qui le disposent plus ou moins convenablement aux transformations digestives que doit lui faire subir le suc gastrique.

Étant donc préalablement spécifié, que le repas a

été de bonne qualité, d'une quantité relativement suffisante, que les produits de l'insalivation se sont religieusement dépensés dans cette circonstance, le travail
physiogénique de l'estomac se continue dans une
mesure corrélative des éléments destinés à la fonctionnalité ; la dissociation moléculaire s'accomplit tout en
se préparant à une reconstitution élémentaire nouvelle,
qui constituera le chyme, c'est-à-dire cette masse
semi-liquide dont les qualités ne se caractérisent définitivement qu'à la fin de la digestion physiologique
proprement dite.

Hors donc, si par une circonstance particulière, au
plus fort de cette opération chymificatrice, de nouveaux
aliments, privés des éléments d'insalivation, identiques
aux premiers ; puisque les qualités physiogéniques de
ces produits, se transforment dans l'intervalle de chaque
digestion (*Bérard, éléments de physiologie*). Si disons-
nous, ces nouveaux produits arrivent dans l'estomac,
ils ne peuvent manquer de troubler l'opération com-
mencée, de la dénaturer et peut-être même de la
détruire entièrement. Si la chimie ne suffisait pas à
nous fournir de nombreux exemples de ce genre, où
des opérations interrompues ou seulement suspendues,
concourent à faire naître des produits nouveaux, complètement différents de ceux que l'on cherchait à
obtenir, nous nous retrancherions sur les conséquences
de ces déplacements des végétaux, dont la végétation,
quelques intants suspendue, suffit à anéantir les fleurs
et les fruits pour la prochaine récolte.

Nous ferions appel auprès des bonnes ménagères,

pour leur faire comprendre comment la projection d'un verre d'eau froide, dans un pot-au-feu en pleine ébullition conduit à précipiter toutes les substances gélatineuses, albumineuses, fibrineuses, l'osmazome et autres, qui auraient contribué à donner la qualité au bouillon. Comment enfin toutes ces matières précipitées, le troublent sans qu'il soit possible de le clarifier ni de l'améliorer ultérieurement.

Enfin, n'est-ce donc en vertu de ces mêmes conséquences phigiologiques que l'absorption d'un verre d'eau froide, sucrée ou non, provoque si facilement des indigestions aux adultes les plus robustes, que ces liqueurs fermentées, bière, eau de seltz, soda water, etc., conduisent les imprudents qui en abusent, à ces dyspepsies, ces anorexies, contre lesquelles les agents médicamenteux restent souvent impuissants. N'est-ce donc pas évidemment par un procédé entièrement analogue, que mères et nourrices, se laissent aller à présenter le sein à leurs enfants ; il en est même qui, cédant aux instigations d'imprudentes amies, ont le courage de réveiller leur nourrisson pour les mettre au sein ou leur présenter le biberon, par cette puérile raison qu'elles ont affaire, à sortir, et qu'elles veulent prendre leurs précautions ; quand d'autres fois ce n'est pas plus futilement encore, pour satisfaire à un besoin imaginaire, que leur fait supposer cette maxime populaire que l'enfant digère plus rapidement qu'un adulte et qu'à ce prix il doit réitérer plus souvent ses repas ; paradoxe, dont nous avons précédemment donné la preuve: mais qui ne pousse pas moins ces sensibles mères à enfreindre trop facilement ces règles physiologiques que la puériculture se propose de démontrer et de populariser.

Ces procédés d'alimentation ou d'allaitation successives anticipées, n'ont d'autre but que de concourir à un développement adventif, prématuré dont malheureusement les gens du monde, les mères et les nourrices sont loin d'apprécier les conséquences.

En effet, si chacun, voulait seulement par analogie, comparer ce qui se passe dans les plantes et les animaux, pour coordonner l'hygiène indispensable de l'enfant au berceau ; on se convaincrait facilement de cette vérité que les plus gros fruits, les légumes les plus volumineux, ne sont pas toujours les plus délicats, les plus parfaits ; que ces magnifiques asperges que l'on sert sur les tables des grands, au mois de janvier ou de février, sont loin de valoir celles que l'on savoure agréablement en juin et juillet ; que ces radis poussés sous chassis, dont l'aspect réjouit le palais des gourmets, sont généralement creux, par cette raison qu'ils sont poussés en serre par des moyens artificiels à l'aide d'une culture particulière qui ne favorise que le développement des organes, mais jamais la qualité des sucs. C'est exactement par des procédés analogues, que ces enfants, dont l'alimentation est constamment soutenue, se constituent, se développent avec des formes apparentes, qui sont loin de répondre à la qualité qu'il leur faudrait ; pour résister aux causes destructives, qui travaillent les êtres organisés et vivants, les animaux, les plantes aussi bien que l'homme lui-même.

L'examen le plus superficiel suffit même à convaincre que la trop grande majorité des enfants qui ont pu digérer, assimiler ces produits d'une élaboration incomplète, de mauvaise qualité, ne forment qu'une catégorie d'êtres à part, doués d'un tempérament et d'une viabilité essentiellement relative. Chez eux, en effet, tous les appareils, tous les organes qui se sont édifiés à l'aide de ces produits de mauvaise qualité, n'offrent pas cette résistance physiogénique ; et on les voit promptement s'isoler physiogéniquement des autres appareils et organes mieux constitués.

Nous ne saurions présenter de meilleures preuves pour établir le diagnostic et le pronostic de ces affections particulières à la première enfance ; maladies qui, généralement désignées sous le nom de scorphules, de rachitismes, etc,; comprenant aussi cet impetigo du cuir chevelu, ces eczemas, ces conjonctivites, ces blépharites quelquefois si rebelles ; enfin ces adénites cervicales, ces otites détruisant trop souvent la faculté d'entendre, ces amygdalites qui donnent aux enfants de cet âge, ces dyspnées nocturnes qui viennent encore dérouter les mères, sur les cris de leur élève ; altération à laquelle, M. Champouillon (*Gazette des Hôpitaux*, 1866, page 57), veut, à tort, imputer la mauvaise santé des enfants.

La seule observation pratique conduira maintenant à mieux comprendre aussi, comment ces repas subintrants, c'est-à-dire répétés sans mesure, sans discernement, conduisent à une déterioration lente et progressive des éléments réparateurs de l'économie des jeunes sujets que nous étudions, confirmant cette sentence métaphorique du professeur d'hygiène qui a défini ces procédés d'alimentation forcée, *par la pauvreté dans l'abondance.* Comment actuellement ne pas se rendre à cette évidence physiologique, que ces enfants dont les produits de l'alimentation restent défectueux, insuffisants, puissent acquérir cette force, cette activité physiogénique qui caractérise les tempéraments vigoureux, les bonnes constitutions. Et par quels moyens, mères, nourrices et médecins, cherchent-ils à remédier à tout ce cortége d'accidents formidables et de jour en jour envahissant!...

Disons-le, par les aliments et les médicaments les plus en opposition avec la nature des phénomènes morbides, la délicatesse des organes des appareils appelés à les absorber. En effet, les mères redoublent de sollicitude pour présenter le sein, encouragées mêmes par les conseils les plus perfides, elles essayent les soupes, les aliments supplémentaires, le vin, les jus de viandes ; les médecins trop souvent ajoutent les sirops médicamenteux de quinquina, anti-scorbutique, de gentiane, etc., les viandes crues, les préparations iodées, ferrugineuses, l'huile de foie de morue, etc.

Quand il suffirait dans l'immense majorité des cas de diminuer l'alimentation déjà trop abondante, mais plus particulièrement de la distancer plus physiologiquement.

Les observations se multiplient de jour en jour, dans lesquelles nous avons triomphé de tous ces symptômes alarmants pour les familles et même pour des confrères, par la réglementation alimentaire que nous avons précédemment formulée.

Mais qui donc, avec un peu de réflexion, ne consentirait pas à comparer le rôle des mères et des médecins dans ces circonstances, à celui d'un jardinier qui, voyant un arbuste languissant dans un terrain déjà trop humide, chercherait à l'améliorer par l'accumulation des engrais et surtout par des arrosements réitérés. La mère et la nourrice qui contraignent leurs nourrissons à prendre le sein, sont donc complètement dans l'erreur ; elles contribuent bien évidemment à précipiter la ruine de leurs enfants ; ou tout au moins, elles compromettent l'avenir de ces jeunes créatures, soit en détruisant l'activité physiogénique des voies digestives, soit en leur préparant toutes les affections organiques constitutionnelles, diathésiques, qu'un tel régime doit nécessairement favoriser.

Avant donc de forcer ces jeunes appareils à l'absorption d'aliments ou de médicaments de cette nature, devrait-on réfléchir, que pour mettre en marche, pour fortifier ces organes, ces agents de la fonctionnalité physiogénique, il faut au moins qu'ils soient réellement et relativement développés. Pourrait-il venir à l'esprit d'un physiologiste, de faire voir, de faire entendre un enfant de huit jours, par l'application de stimulants, d'excitants, particuliers à la fonction, tels que belladones, atrophine, l'électricité, etc.

Eh bien alors, pourquoi donc exiger plus des appareils digestifs que d'aucun autre de l'économie. Veillez d'abord à leur développement, favorisez leur constitution anatomique primitive, et plus tard alors, si besoin il y a, vous activerez cette fonctionnalité languissante, insuffisante, retardataire ; tandis que dans la circonstance présente, tous ces médicaments, tous ces toniques stimulants ne réussissent qu'à fausser plus encore la fonctionnalité déjà défectueuse de l'organisme. A ce propos on peut ajouter, que personne n'osera jamais contester le motif sérieusement philantropique et presque divin qui a suggéré au Ministre de l'Instruction publique la pensée de créer une chaire de clinique des maladies de l'enfance ; mais, pour peu que l'on y réfléchisse, tout le monde comprendra que si la grande majorité des aberrations physiologiques dépendent de cette insouciance ou plutôt de cette ignorance des mères et des nourrices, des plus simples questions d'hygiène applicables à cette période du développement organique, il serait infiniment préférable de substituer à cet enseignement clinique un cours de puériculture pratique, tel que nous venons de le présenter.

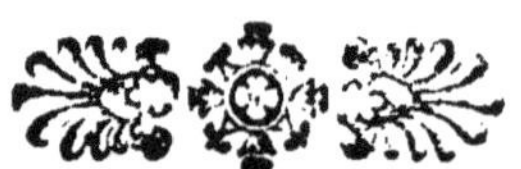

CHAPITRE XVIII

DU SEVRAGE.

La question du sevrage des enfants, est encore une de celles qui exige des appréciations spéciales qui ne peuvent se déduire, que de l'observation pratique, car il n'est pas aussi facultatif qu'on pourrait le penser, de sevrer un enfant. Sevrer, dans l'acception grammaticale du mot, *ab ubere, depellere*, soustraire un enfant à l'usage du lait de sa mère ou de sa nourrice, ne peut physiologiquement s'opérer, qu'à la condition de trouver chez l'enfant le développement relatif de certains organes et appareils, qui le mettent en mesure de satisfaire aux transformations chimiques des nouveaux aliments, que l'on se propose de confier à ces jeunes estomacs. C'est, d'ailleurs, ce que nous avons déjà essayé de faire comprendre, quand nous avons traité la question de ces nourritures mixtes, de ces alimentations au demi-lait, comme les ont appelé certains accoucheurs du jour.

C'est qu'en effet, pour soumettre les enfants à une alimentation supplémentaire, autre que le lait maternel ou de la nourrice, il faut au préalable s'être sérieusement assuré, que le petit individu possède une activité digestive et des organes particuliers, indispensables au travail physiogénique que requiert ce nouveau mode d'alimentation. Or, en admettant qu'au début même de la vie, le jour de sa naissance, la qualité comme la proportionalité de ces aliments aient été strictement réservés ; que la progression légitimement acquise à chaque période, c'est-à-dire à ce développement organique de chaque jour, ait aussi, été scrupuleusement ménagée ; que la fonctionnalité se soit paisiblement accomplie, régularisée à l'insu du sujet et même de sa nourrice ; chaque organe, chaque appareil, l'organisme entier lui-même, a subi des transformations qui, de jour en jour, imposent une surveillance active et profondément réfléchie. C'est avec elle aussi qu'il faut calculer, pour satisfaire physiologiquement à ces exigences organiques. Toutes choses égales d'ailleurs, en admettant que les phénomènes physiogéniques, se soient succédés avec la plus parfaite régularité ; il ne s'en suit pas moins, que l'on ne saurait s'autoriser sans de plus sérieuses raisons, à changer la nourriture d'un enfant ; avant de s'être assuré qu'il possède au moins de quatre à huit dents.

Est-ce à dire que ces nouveaux appareils seront toujours infailli! lement le critérium de cette transformation alimentaire ; alors on nous opposera qu'il est des enfants, souvent les plus chétifs, les plus délicats, qui font leurs premières dents de très-bonne heure ; on cite même des exemples, d'enfants qui sont venu au monde munis de ces organes, circonstance qui dans l'espèce, aurait été de nature à faire supposer que l'on pouvait immédiatement soumettre ces jeunes sujets à une alimentation plus animalisée que l'allaitement maternel.

A côté de ces précocités presque toujours exceptionnelles et par conséquent maladives, nous placerons tous ces enfants qui, par le fait même, d'une nourriture anticipée, trop adventive, ont été très-rapidement pourvus de dents ; l'aspect physique de ces nouveaux organes ne trahit que trop directement, leurs tristes qualités. Nous devons, en effet, aux intéressants travaux de M. le docteur Magitot, la connaissance de ces stratifications particulières des dents de lait, qui fait de ces appareils friables, offrant ces intersections superposées, représentant les interruptions biogéniques que l'enfant a pu, a dû éprouver dans les différentes phases de son évolution fœtale, ou dans sa propre santé, depuis le jour de sa naissance.

Si nous insistons sur les particularités anatomiques et physiologiques de ces appareils, c'est qu'ils nous donnent directement la preuve, des alternatives bonnes ou mauvaises, que les fonctions physiologiques peuvent éprouver au début de la vie ; en dehors, des influences physiques et morales, qui plus tard trouveront aussi leur place, dans l'étude de la pathogénie de l'enfance et de l'âge adulte.

Un fait important à noter ici, c'est que ces dents, constituées avec ces qualités anatomiques et physiologiques spéciales, ne peuvent résister longtemps ; et que très-promptement aussi, elles subissent le sort de leur mauvaise édification ; elles noircissent, se fendent, cassent et ne laissent souvent que des débris qui ajoutent encore, à l'irrégularité ultérieure des fonctions physiogéniques qu'elles devraient favoriser.

En dehors de ces particularités presque maladives, quand la santé de l'enfant est, disions-nous, paisiblement établie, sous l'influence de fonctions physiogéniques régulières, les dents n'apparaissent que vers le 7, 8 ou 9e mois, en général ; et alors, elles coïncident avec le développement anatomique et physiogénique de certains organes complémentaires, dont les praticiens doivent toujours tenir compte, pour juger de l'opportunité du sevrage relatif ou absolu.

C'est en effet trop communément, faute de s'être suffisamment appesanti sur toutes ces questions physiologiques, que des matrones et certains médecins se sont laissé aller à permettre prématurément le sevrage d'enfants qui présentaient, à première vue, ces dehors fascinateurs que leur donne cette alimentation forcée des premiers mois de la vie.

Pourrait-il en effet, venir à l'idée d'un physiologiste ou d'un médecin, de s'en tenir à l'apparition pure et simple, des produits piliformes du pudendum ou des régions axillaires, pour autoriser un de ces adolescents à entrer dans les liens du mariage. Nous lui rappellerions le texte du législateur que nous avons déjà cité. (Page 31, chap. *Mariage*).

Ce que nous nous plaisons actuellement à spécifier pour les dents, presque tout le monde, sage-femmes, médecins, mères de famille, sont à portée de le constater directement ; nous l'appliquerons tout aussi légitimement à tous les autres organes et appareils de la vie animale ou de rélation. C'est donc prouver, en définitive, que l'on ne saurait justifier le sevrage de l'enfant, uniquement sur la circonstance d'une ou deux dents adventives, et par conséquent d'assez mauvaise apparence pour se décider en connaissance de cause ; dans ce cas, il faut tenir compte de la force ou de la faiblesse de l'enfant, de son âge et des aptitudes physiogéniques générales ou particulières qu'il présente.

Au demeurant, la question de sevrer étant plus ou moins rationnellement posée et jugée, il reste encore à déterminer comment on y procédera : car il ne faudrait pas que les mères ou les nourrices, allassent s'imaginer, que l'on peut impunément et radicalement substituer, une alimentation animale ou végétale ordinaire chez l'adulte, aux enfants arrivés à la période de sept, huit ou dix mois. Il est essentiel de leur apprendre que la transition doit être aussi minutieusement ménagée que celle qui sépare la vie intra-utérine de l'allaitation maternelle elle-même. Il faut en effet bien comprendre que l'apparition des nouveaux organes, dont l'économie s'est enrichie dans l'intervalle qui s'est écoulé, du jour de la naissance à celui du sevrage, ne jouissent encore que d'une activité relative dont il ne faut pas abuser ; que d'autre part, la fonctionnalité des premiers, c'est-à-dire de ceux qui jusque-là se satifaisaient de l'aliment lacté, n'est point encore anéantie ; que c'est même, grâce à cette double intervention physiogénique des différents appareils, que doivent s'effectuer pour quelque temps encore, les propriétés digestives et assimilatrices de l'individu.

Nous serions presque en droit, à cette occasion, de reproduire ici, avec de nouveaux arguments, toutes les particularités physiogéniques que nous avons déjà présentées au chapitre de l'allaitement puisque, de la facilité comme de la régularité avec lesquelles ces nouvelles fonctions vont s'accomplir, dépendra toute la santé, la force, la constitution des jeunes enfants chez lesquels nous les étudions.

Mais c'est ici plus que jamais ; le moment de faire ressortir, les inconvénients du séjour d'aliments hétérogènes, dans un récipient comme l'estomac, dont la température n'excède pas 28 à 30 degrés centigrades et dans lequel l'absence ou l'insuffisance physiogénique des sucs gastriques doit favoriser des transformations, des opérations purement physiques ou de chimie incomplète, au milieu desquelles ne peut manquer de se produire une fermentation plus ou moins active. Ces nouveaux produits serviront de gangue, de milieu, à une foule d'éléments morbides, tels que trichines, vers intestinaux de toutes espèces, les tubercules, les pseudo-membranes du croup, de la dipthérie, etc.

Voir le Mémoire présenté au compte-rendu du Congrès de Bordeaux 1865; quand encore la migration de ces éléments parasitaires n'iront pas dans l'économie entière porter le trouble physiogénique, transformer, dénaturer les produits de sécrétion ou d'excrétion, et donner naissance à ces éléments pathogéniques du cancer de la mélanose des dégénérescences de tout genre, etc., etc. Produire le ramollissement des os, ostéomalacie, le rachitisme et toute la pléiade des affections scorphuleuses des auteurs. (*Mémoire sur la mortalité des enfants, Congrès de Rouen 1865.*)

Pour notre propre compte, nous n'hésitons plus à croire, que ce soit à ces premières déviations de la physiogénie, que l'espèce humaine soit redevable de ces diathèses goutteuses, rhumatismales, aujourd'hui devenues si communes. Cette appréciation toute hypothétique qu'elle pourrait paraitre à priori, trouverait cependant sa raison d'être, dans la succession de ces phénomènes pathogéniques, aujourd'hui, presque universellement observés chez des sujets qui, dans le jeune âge, semblent avoir triomphé des accidents de la scorphule ou du rachitisme.

Pourquoi d'ailleurs ne pas accepter, que ces organes que l'on condamne prématurément à un travail physiogénique, que ne comporte pas leur faiblesse, leur manque de réaction, puissent ou doivent même concourir à une élaboration insuffisante ou exagérée, mais toujours incompatible avec les aptitudes physiogéniques de l'individu qui en est le point de départ et plus tard la victime.

Pour édifier les médecins, les physiologistes et même toutes les jeunes mères, nous rappellerons d'abord d'une manière générale, comment on procède communément dans la première allaitation de l'enfant nouveau-né; de cette prodigalité avec laquelle mères et nourrices mettent à toute heure, à toute minute, l'enfant au sein, ou lui présentent le biberon. Comment cette activité incessante, antiphysiologique contrarie la nature, fausse les appareils, pervertit les produits, altère l'économie toute entière à ce point que, les mères, les nourrices, en présence des désordres, des maladies qui affligent leurs enfants, recourent plus ou moins précipitamment aux médecins, aux excentricités de tout genre, aux pélérinages, etc.; maugréant contre la médecine et les médecins qui ne possèdent pas de moyens assez énergiques, assez instantanés pour remédier aux maux que leur imprudence, leur ignorance, a causé à ces pauvres innocents.

Que le nombre est grand de ces mères, de ces matrones qui, dans ces circonstances, usent et abusent de toutes les médications populaires; d'autant plus dangereuses qu'elles ne s'adressent en général presque jamais à la cause : c'est alors aussi que les remèdes causent souvent le plus grand préjudice aux enfants et précipitent leur ruine. Nous voyons en effet tous les jours des mères venir demander aux pharmaciens, aux médecins mêmes des médicaments toniques, analeptiques ; des reconstituants, tels que quinquina, ferrugineux, iode, brome, huile de foie de morue, bains froids, bains salés, nourritures animales, viandes rôties, beefsteak, vins généreux, etc., que l'on se hâte de confier à des estomacs déjà trop énervés, détériorés, profondément altérés dans leur composition anatomique ; mais aussi complètement détournés de leur direction physiogénique.

En effet, ces appareils sont réduits à l'impuissance physiogénique primordiale ; incapables de digérer le lait ou ses composés, qui auraient dû lui être exclusivement réservés. Et l'on ose prétendre, de propos délibéré , leur imposer la digestion de substances supplémentaires pour lesquelles l'économie ne possède pas même, les premiers éléments de l'insalivation et de la chilification, les sucs gastriques appropriés.

C'est exactement comme si, un propriétaire demandait à son architecte de remplacer des poutres en bois, par des solives en fer, dans une construction dont les fondations n'auraient point été préalablement disposées *ad hoc*.

Comme tous les praticiens des temps antiques, nous répéterons que le sevrage doit s'effectuer lentement et prudemment, en suivant certaines données physiologiques, dont la nature s'est réservé de nous fournir la véritable raison.

Nous sommes loin de partager l'opinion de ceux de nos confrères, qui prétendent qu'il faut habituer de bonne heure, l'estomac des jeunes enfants à digérer toutes espèces d'aliments et à se passer du sein de leur mère ou de leur nourrice ; pour qu'en cas de maladie de l'une ou de l'autre, on puisse trouver une ressource dans l'alimentation ordinaire des adultes. Il semble, en réalité, que nos confrères se plaisent à méconnaître, que les fruits ne poussent communément aux arbres qu'après les fleurs, et celles-ci après les branches et les feuilles ; par conséquent les annexes de la digestion , pancréas, capsules surrénales, glandes et follicules intestinaux , dont les produits sont indispensables à la digestion des matières alimentaires ; ne peuvent entrer en action, exercer leurs aptitudes physiologiques avant d'être anatomiquement et physiologiquement constitués. Pourquoi donc alors conseiller aux mères et aux nourrices d'anticiper si témérairement d'une période sur les autres ; c'est bien précisément par ce procédé, que les estomacs des enfants, privés de ces agents indispensables, se faussent si profondément dans leurs fonctions physiogéniques qui se transforment en fonctions pathogéniques. La fermentation précède la digestion ; le produit dénaturé porte avec lui l'irritation par tout l'organisme ; de là, ces ramollissements gastro-intestinaux trop longtemps et trop souvent confondues, avec des prétendues inflammations : Ces engorgements mésentériques , hépatiques, ces engouements spécifiques du poumon, que l'on décore du titre de bronchite capillaire, d'hypersécrétions bronchiques, pour lesquelles, chacun se croit ce droit d'administrer étourdiment le sirop d'ipécacuanha —,portant ainsi irritation sur irritation, continuant à favoriser la cause qui l'a fait naître et qui l'entretient.

Sevrer l'enfant n'est donc pas aussi facile qu'on le suppose, et pour y procéder, il convient tout particulièrement de tenir compte, de l'âge de l'enfant, de son degré de développement, de sa force, de sa faiblesse, mais ce qui est le plus capital, du nombre des dents déjà sorties et surtout de leurs qualités.

La grande majorité des enfants que l'on sèvre sous prétexte d'infériorité du lait maternel; ou, parce qu'ils paraissent dépérir faute d'aliments, ne maigrissent ou simplement ne languissent, que précisément parce qu'ils font usage d'une nourriture incompatible avec l'activité des organes digestifs, parce que on les condamne à une activité fonctionnelle incessante, sans relâche, qui ne leur permet réellement pas d'assimiler les produits destinés à l'absorption intersticielle à la catalyse organisatrice de cette époque de la vie.

Dans ces conditions et suivant le degré d'altérations ou de mauvaise qualité, que prennent les tissus, les appareils; l'apparition normale et physiologique des uns ou des autres, se trouve avancée ou retardée; témoins ces enfants, qui, doués de cet embonpoint physique, que leur donne cette abondance du tissu cellulaire blanc, lymphatique, sont quelquefois en possession de deux ou trois dents, à quatre ou cinq mois, et d'autres qui, dans les mêmes conditions anatomiques, ne les voient apparaître que passé douze ou quinze mois; ce qu'il y a de caractéristique, c'est qu'au milieu de ces deux extrêmes, l'exception est souvent plus favorable que la loi commune à cause du mode d'alimentation mis en pratique de nos jours.

En effet, les dents venues trop précipitamment sous l'influence de cette précocité physiogénique, ces appareils offrent peu de solidité et se gâtent de très-bonne heure ; ils tendent à tromper la sollicitude des mères, des nourrices et des médecins, en faisant supposer l'existence corrélative et simultanée de viscères intérieurs, dont les propriétés fonctionnelles sont d'autant plus délicates, faibles et perverties, que les fontions digestives ont elles-mêmes été moins physiologiquement dirigées.

En thèse générale et chez les sujets bien portants, on ne devra commencer à songer au sevrage, que lorsque l'enfant aura au moins six à huit dents bien sorties des alvéoles. Les moyens à mettre en pratique pour réaliser cette transformation hygiénique chez l'enfant, consistent à cette époque, à suppléer à l'un des repas de l'enfant, par l'usage d'une bouillie bien légère, bien cuite, légèrement sucrée, une petite panade bien cuite, très-claire, légèrement salée. Ce premier repas, pourra souvent avec profit, surtout quand il est constitué par un aliment confectionné sans lait — être complété par quelques gorgées de lait prises à la source maternelle. A son défaut, c'est au biberon bien confectionné qu'il est licite de recourir. Pour préciser les faits; nous invitons en général les mères et les nourrices, à placer ce premier repas au milieu du jour, afin que l'enfant, plus facile à surveiller, stimulé d'ailleurs par un exercice plus praticable, puisse plus commodément digérer. A ce premier temps, les repas du matin et du soir doivent encore conserver leur qualité et leur distance de quatre heures.

De cette façon, en effet, les nouveaux appareils de

l'organisme trouvent un élément à leur fonctionnalité native, et les anciens continuent à s'exercer régulièrement, suivant leur rythme ordinaire ; la tranformation alimentaire s'accroît insensiblement, au profit des uns et sans préjudice pour les autres ; ce qui ne saurait arriver quand l'aliment confié à l'estomac, est réfractaire à l'activité fonctionnelle des uns, incompatible avec la fonctionnalité des autres ; comme dans le cas dont nous parlions tout-à-l'heure, où l'on veut prématurément mettre en activité des appareils incomplètement développés ou retardataires.

N'est-ce pas, en réalité, enfreindre bien bénévolement es lois physiologiques qui nous prescrivent, de proportionner l'alimentation, avec le développement de l'enfant et avec les aptitudes des appareils digestifs eux-mêmes.

Mais suivant aussi, que l'on procèdera à cette alimentation adventive, précipitée, anticipante, à telle ou telle période de la première enfance ; chez des sujets déjà plus ou moins profondément détériorés, on verra aux époques subséquentes, surgir une foule de manifestations morbides d'un nouveau genre, que néanmoins on pourra toujours, par ce procédé d'observation, rapporter à sa cause essentielle, efficiente ; les altérations que l'on rencontrera alors, seront précisément corrélatives de l'âge auquel elles auront débuté, et du degré de perversion physiogénique, qu'elles auront entraîné.

En résumé, c'est aux dents qu'il faut s'attacher pour résoudre la question du sevrage, et une fois résolue, il faut tenir compte de l'activité physiologique des appareils gastro-intestinaux, pour déterminer le genre et l'espèce d'aliments à mettre en œuvre. C'est ici encore plus que jamais, le cas de distancer plus méthodiquement les heures de repas, afin de permettre aux organes, de se reposer du travail digestif, et aux produits d'absorption d'acquérir la qualité, le degré d'élaboration, le seul capable de leur donner le titre de sublimation indispensable aux actes physiologiques ultérieurs ; aux digestions qui doivent suivre.

Est-ce réellement de la sorte, que se comportent les mères, les nourrices et toutes les personnes qui se plaisent à diriger la première enfance. Pour peu que l'on se donne la peine d'y regarder sérieusement, on voit tous les jours et à chaque heure, les enfants à peine sortis du maillot, se promener dans les bras de leurs nourrices, marchant à peine ; les mains embarrassées de gâteaux, de sucreries, de pommes ou autres aliments plus préjudiciables les uns que les autres à la santé de ces estomacs, à la fonctionnalité de ces appareils.

Cet entraînement des mères, des nourrices et des gens du monde, en général, n'est motivé que par le sentiment égoïste, de fausse vanité, de sot amour-propre, qui pousse chacun à fourrer aux enfants ces engins de la maladie, dans l'unique but de satisfaire à ce soi-disant désir de témoigner son amitié, sa sensibilité aux parents du bébé, et tout cela sans respect pour l'observation des lois physiologiques, ce qui réaliseraient bien plus profitablement le sentiment auquel on se propose de satisfaire.

Ce n'est, en définitive, que par l'étude **approfondie**

de la puériculture, que l'on arrivera tôt ou tard à comprendre sérieusement la nécessité d'obéir à ces lois physiologiques, au risque de passer pour des indifférents, voire même pour des égoïstes aux yeux de ces pères et mères jusque-là, entichés de leur ignorance.

Il est, d'ailleurs, important de rappeler aux mères, aux nourrices, aux familles, que c'est par ce procédé, que l'on favorise chez les enfants de cet âge, l'apparition de toutes les variétés vermineuses que l'on rencontrera dans les âges suivants.

Avis donc, à ces prétendus amis, qui, au mois de mai, s'empressent de porter aux jeunes enfants de leur connaissance, ces premières cerises, presque vertes, ou légèrement rougies, vous voyez ces malheureuses créatures, absorber avec un certain délice, ces engins de la maladie, et vous vous flattez de vous être montré généreux, empressé à l'endroit de l'amitié. Erreur ! !

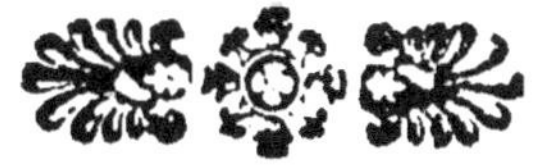

CHAPITRE XIX

DES CRÊCHES.

Nous ne voudrions pas terminer nos études de puériculture, sans jeter un coup-d'œil sur l'institution des crêches, leur but et leur utilité. Nos observations toutes systématiques qu'elles peuvent paraître, ne doivent cependant pas manquer de concourir à cette amélioration, que le rédacteur en chef du *Petit journal* réclame des physiologistes, autant que des amis de l'humanité (*Numéro du 18 février 1866*).

L'étymologie du mot crêche, *grippa*, peigne, est aussi une de celles, que nous avons emprunté aux Celtes, pour caractériser une salle particulière, spécialement destinée à être le rendez-vous de tous les individus, qui, à une heure déterminée, se rassemblent pour prendre en commun leur nourriture; parce que le ratelier où l'on dépose le fourrage ressemble assez improprement à un peigne (*grippa*). La première crèche dont fasse mention les annales de l'histoire sainte, est celle, où fut reçu N.-S. Jésus-Christ à sa naissance, et qui depuis, a conservé le titre, de crèche de Béthléem.

La dénomination de ce local, a depuis, varié avec les temps et avec la civilisation ; de cette étable où les Mages vinrent adorer notre divin Messie, on fit bientôt le réfectoire, puis la salle à manger, qui, ainsi qu'on peut en juger, n'a guère changé que de nom, sans changer de destination.

C'est implicitement reconnaître que, dès l'origine, la crèche, a toujours été le lieu de prédilection du repas, la salle des festins.

Et ce n'est très-probablement, que sous l'empire du pieux souvenir des premiers temps de l'histoire sainte, qu'un philanthrope du xixe siècle, dont le nom sera à tout jamais, vénéré de l'humanité et des générations futures ; inspiré de l'exemple de Saint-Vincent de Paul, *Venite ad me parvulos et sanus eris* : s'est résolûment dévoué, à la fondation de la première crèche de la ville de Paris. C'est en 1844, que M. Marbau, ce généreux bienfaiteur des classes pauvres, réalisa la plus divine, la plus sainte des institutions de charité que jamais l'on pût désirer. Sans doute que, frappé de la prodigieuse mortalité qui décimait déjà la première enfance, son cœur véritablement chrétien s'est ému, ses instincts patriotiques se sont éveillés, et avec le désir de payer dignement à sa génération, le tribut que sa position financière lui permettait d'accomplir, il se mit à l'œuvre pour offrir aux classes nécessiteuses ce refuge, cette crèche, où chaque mère peut actuellement déposer son enfant, pendant les heures qu'elle consacre au travail.

Cette belle et noble pensée, révélée chez une intelligence d'élite, ne pouvait manquer de trouver ses bases, ses moyens d'exécution ; c'est ce qui conduisit notre digne philanthrope, à recourir aux lumières et au dévouement inépuisable, des saintes femmes de la confrérie de Saint-Vincent.

Tout le monde comprendra, en effet, que quoique l'on fasse ; c'est toujours à la tendresse, à la sensibilité de la femme, qu'il faut s'adresser, quand on veut conduire à bonne fin une œuvre de persévérance et de véritable humanité.

Nous espérons bien, que personne ne suspectera nos intentions à ce sujet, et que, tout en nous associant aux nobles et généreuses inspirations du fondateur, on nous permettra de faire remarquer, qu'avec les plus louables, les plus bienveillantes dispositions ; l'œuvre ou ses mandataires, semblent manquer à leur but. C'est qu'en effet, il ne faudrait pas que l'on s'obstinât à penser, que la santé des enfants, ne dépendit que de la quantité ou de la qualité des aliments qu'on peut leur donner ; il conviendrait que l'on tint un peu plus compte des lois physiologiques qui doivent présider à l'éducation de la première enfance, et c'est là précisément, que nous nous croyons le droit d'intervenir, pour rappeler aux confrères, aux physiologistes, qu'ils se sont trop facilement effacés dans le rôle qui leur incombait, de réglementer l'hygiène spécial de ces établissements : abandonnant aux femmes, aux nourrices, aux sœurs de charité, des questions de haute physiologie, qui ne tendent rien moins, qu'à compromettre pour toujours la vie, la santé des enfants qui viendront fréquenter ces institutions charitables.

Nous pouvons hautement avouer aujourd'hui, que si les leçons de puériculture que nous avons professées, peuvent trouver leur application immédiate ; c'est incontestablement et primordialement dans les crêches, elles spécifient, d'une manière presque mathématique, les qualités, la quantité et le mode de répartition des aliments indispensables à chaque individu, tout en tenant compte de l'âge et des aptitudes physiogéniques de chaque sujet.

Aussi pouvons-nous, devons-nous espérer, que ce sera sous le patronage des bonnes sœurs de charité, sous l'égide des présidentes de ces sociétés maternelles, que nous verrons notre œuvre se populariser et mériter dans l'avenir, la véritable place qui lui appartient comme modèle de moralisation ; quelle sera le plus puissant remède aux maux de la première enfance, aux affections héréditaires, constitutionnelles qui, aujourd'hui, tendent à abaisser le niveau biogénique de notre espèce.

Le plus grave reproche que nous ayons en effet à

adressser aux crêches, est en réalité de ne point assez tenir compte, de ces données anatomiques et physiogéniques qui caractérisent les enfants à cette première époque ; de les soumettre impitoyablement, quel que soit leur âge, leur force, leur faiblesse constitutionnelle, à absorber l'aliment réglementaire ; composé de lait plus ou moins pur, plus ou moins cuit et recuit, additionné de gruau, de riz, de fécule, tapioca, farine, etc., c'est d'être toujours inconsidérément administré, non pas suivant les besoins, mais au prorata des prétendues exigences, que l'on est toujours porté à attribuer au besoin d'aliment. Ces innocentes créatures, dont les cris sont malheureusement pour les mères et les nourrices le critérium, le plus trompeur ; sont presque toutes victimes de cette sensibilité féminine. N'est-ce point ainsi, que vous voyez tous les jours, ces jeunes mères, ces nourrices de profession, présenter abusivement le sein ou le biberon, à des enfants dont les cris ne trahissent que les souffrances provoquées par ces indigestions incessantes, résultant de l'ignorance de leurs mères-nourrices.

Si maintenant nous ajoutons les considérations particulières, qui ressortent précisément des conditions spéciales de ces mères, appelées à déposer leurs enfants dans ces asiles, que ne trouverons-nous pas à dire sur les qualités relativement trop riches, trop nutritives de cet aliment : quand le soir et la nuit, notre bébé va de nouveau être condamné, à téter ces mamelles arides, chargées d'un lait échauffé, incomplet, et de mauvaise qualité. Quand cette mère, encouragée par ses généreux sentiments, poussée par ses instincts maternels, s'efforcera de mettre au sein la nuit entière, cet enfant déjà surchargé d'un trop fort aliment.

L'expérience pratique que nous avons sérieusement poursuivie depuis une douzaine d'années, nous a péremptoirement démontré, que c'était par ces procédés d'éducation, que l'on faussait toutes les fonctions physiogéniques de l'homme, qu'on le conduisait à toutes les altérations anatomiques, constitutionnelles, diathésiques, possibles ; et qu'en définitive, au lieu de créer des cliniques de maladies de l'enfance, il nous paraissait plus rationnel, plus philanthropique d'instituer des cours de puériculture.

Au demeurant, tout en reconnaissant le bon côté de cette œuvre éminemment chrétienne, nous pensons qu'elle ne peut atteindre à son véritable but, à sa réalisation physiologique, qu'à la condition d'être mieux comprise et surtout mieux administrée médicalement parlant. Envisagées à un autre point de vue, nous pourrions peut-être encore, discuter l'opportunité de ces institutions et nous demander, ce que gagnent physiquement et moralement les malheureuses mères, qui se croient dans l'obligation, de confier leurs enfants entre des mains étrangères, pour rapporter quelques sous de plus dans la communauté conjugale.

Les promoteurs de ces élévations relatives du salaire de la femme, pour l'encourager à quitter son ménage, abandonner ses enfants, sont-ils sincèrement plus philanthropes, que ceux qui s'efforcent de la centraliser, de l'attacher à son époux, à sa famille, et de la rendre à sa vraie, à son unique destinée physique et morale ?

En réalité, le rôle de la femme est-il donc de pourvoir aux besoins physiques du ménage ? Combien au contraire, la société toute entière gagnerait, à voir les générations se renouveler par des individus qui, élevés par leurs mères ou des nourrices plus instruites, jouiraient d'une plus solide constitution, d'une santé plus parfaite et seraient aptes à des travaux plus lucratifs et plus soutenus. Ils se perpétueraient évidemment de père en fils, s'améliorant chaque jour et devant à leurs mères, tous les bienfaits de cette brillante organisation.

La crèche au moins, dans son organisation actuelle, permet à la femme assez courageuse, d'escompter la santé et la constitution de son enfant, contre un modique produit, qui trop communément encore, ne sert qu'à encourager les mauvais penchants de ces pères dénaturés, paresseux ou débauchés, qui se reposent sur le dévouement de leurs femmes, pour satisfaire à leurs vices, comme aux plus pressants besoins de l'enfant.

En définitive, pour que cette institution chrétienne, puisse arriver à réaliser tout le bien qu'elle se promet, en faveur des jeunes enfants auxquels elle est destinée; il faut de toute nécessité, que ses règles diététiques soient profondément modifiées, dans le sens où nous venons de les présenter dans les différents chapitres du traité de la puériculture, et tout spécialement de celui du sevrage.

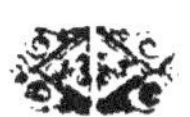

CHAPITRE XX.

CONCLUSION.

Maintenant que chaque lecteur a pu apprécier la question de la puériculture, dans la forme comme dans le fond ; nous espérons bien, que toutes les susceptibilités qu'elle avait pu faire naitre se seront complètement dissipées : malgré tout ce qu'il peut y avoir à faire pour donner à ces études, le critérium scientifique, indispensable; résoudre certains points litigieux, réservés à l'expérience pratique, nous croyons être resté à la hauteur de notre promesse, en fournissant le tableau le plus étendu possible, de toutes les obligations réciproques, que doivent s'imposer les acteurs de la reproduction ; d'avoir tracé à la femme, comme épouse et comme mère, les règles physiologiques qui, jusque-là, ne lui avaient jamais été présentées.

Tout imparfaits que puissent, quand à présent, paraître ces principes d'une physiologie appliquée, ils ne peuvent manquer de faire comprendre aux mères et aux nourrices, la nécessité de se soumettre aux conseils des médecins, comme à l'observation des faits pratiques sur lesquels nous nous basons pour les leur imposer. Nous sommes de plus convaincu, que par ce procédé, si nous facilitons la mission maternelle dans ses plus minitieux détails, nous concourerons aussi à la moralisation des masses, tout en améliorant le sort des nouveau-nés, et en coopérant à l'élévation du niveau biogénique des générations futures.

Les raisons qui actuellement peuvent justifier le néologisme, par lequel nous avons cru nécessaire de spécifier ces nouvelles études physiologiques (la puériculture), nous paraissent assez logiquement déduites. Nous comprenons parfaitement que toutes les brillantes dissertations philosophiques, que certains moralistes se sont efforcés de publier, pour encourager les mères à nourrir elles-mêmes leurs propres enfants, soient restées sans résultat. Comment en effet auraient-ils pu porter la conviction dans ces âmes généreuses et compatissantes, en les invitant à se soumettre à des obligations d'autant plus onéreuses et impraticables, qu'aucun d'eux ne leur fournissait les voies et moyens d'y satisfaire.

A toutes les époques, on pourrait presque dire depuis les temps les plus reculés jusqu'à nos jours, les médecins, les physiologistes, ont toujours dédaigné de descendre dans les détails de ces questions hygiéniques et physiogéniques de première nécessité. Nous permettra-t-on, en effet, de demander où, et dans quelle circonstance, le médecin étudie pratiquement ces différentes parties de la science biologique.

Dans les cours d'accouchements ! on s'attache bien plus spécialement à exercer les élèves sur les difficultés pratiques, les dystocies de toute nature; on les initie aux soins à donner aux mères, aux moyens de remédier aux accidents relatifs à la viabilité momentanément compromise de l'enfant; mais, pour ce qui est de l'éducation physiologique proprement dite, il n'en est généralement question qu'à la légère. Et cependant, nous avons assez amplement montré l'influence immédiate et prochaine de cette indifférence, ou plutôt de cette ignorance des mères et des nourrices, sur la santé des enfants.

Combien de docteurs en médecine et des plus forts, ont conquis glorieusement leur titre, sans s'être jamais donné la peine de recevoir un nouveau-né, de lui faire prendre le premier bain et d'avoir procédé à sa toilette ; mais en revanche, ils ont assidûment suivi les leçons cliniques des premiers maîtres ; cherchant à combattre, à guérir des affections aiguës, très-graves de l'enfant, qui, dans l'immense majorité des cas, ne reconnaissent d'autres causes, que l'indifférence avec laquelle on a pourvu à la satisfaction de ses premiers besoins physiologiques.

Les jeunes femmes sont-elles donc plus coupables

quand, animées des plus louables intentions, des sentiments maternels les plus ardents, elles ne rencontrent
que de fausses appréciations, que des conseils évasifs,
aléatoires; on les renvoie constamment à la science de
leurs semblables, de leurs amies et connaissances, de
leurs mères ou de toutes autres personnes, dont les
bonnes intentions n'ont d'autre valeur, d'autre raison
d'être, que cette expérience populaire de commé-
rage. Aussi, cette science varie suivant chaque pays,
suivant aussi l'impunité dans laquelle se sont élevées, les mères ou les matrones qui les ont observées
et pratiquées.

Si maintenant on veut bien y réfléchir sérieusement,
on se convaincra très-facilement de l'importance et de
l'utilité vraiment moralisatrice de ces nouvelles études
physiologiques, mises à la portée des jeunes mères et
des nourrices. Qui ne sait en effet que les sentiments
de la maternité, ne se manifestent réellement chez
beaucoup de jeunes femmes, qu'au milieu des exigences de cette mission, surtout si l'on se rappelle les
circonstances auxquelles nous avons fait allusion, dans
la réalisation du mariage de convention, et de pure satisfaction professionnelle.

Qui ne saurait reconnaître, d'autre part, l'influence
que ces petits êtres, exercent sur le tempérament et la
sensibilité égoïste des pères, que le tourbillon des
affaires transportent au-delà des limites de la philosophie matrimoniale et des mesquines occupations de
la paternité.

Les jeunes mères, entièrement absorbées dans les

obligations de ces détails domestiques, constammen
aux prises avec l'activité physiogénique et pathogénique de leurs nourrissons, se sentent progressivement
et plus étroitement attachées à ces petits êtres, dont
les premières caresses, les premiers instincts, cimen-
tent et multiplient les tendres aspirations. A cette
occasion, nous rappellerons un fait que tout le monde
comprend comme nous, c'est que dans ce bas monde,
on s'attache d'autant plus aux hommes et aux choses,
que les efforts pour les obtenir et les conserver ont été
plus soutenus et plus difficiles à réaliser.

C'est également à ce titre, que les sentiments réciproques des parents pour les enfants, et de ceux-ci
pour les autres, sont plus intimes et plus durables !
Rien ne serait donc, en définitive, plus édifiant pour
les générations futures, que de voir les principes de la
puériculture, faire partie de l'éducation philosophique
proprement dite des deux sexes.

C'est aux médecins, aux physiologistes, qu'en re-
viendra l'initiative, si les chefs de familles, les mères
et les nourrices finissent par s'y conformer, si l'autorité administrative sait intervenir à temps, pour la
populariser. Nous pouvons espérer voir les générations
se reconstituer et échapper à une foule de maladies,
dont la cause est tout entière dans ces aberrations physiogéniques, seules ; ce sont elles qui aujourd'hui, président à l'éducation physique de la première enfance.

La constitution générale des individus étant plus
solide, les fonctions physiogéniques plus régulières, les
aptitudes intellectuelles et morales seront incontesta-

blement plus développées et plus durables. C'est ainsi que se justifiera l'adage du poëte latin : *mens sana in corpore sano.*

C'est bien évidemment aussi, par ce procédé, qu'il sera permis de croire à une prochaine et complète amélioration de l'espèce humaine toute entière.

FIN.

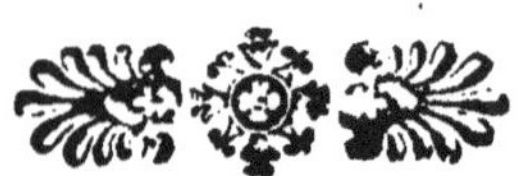

VOCABULAIRE

DES TERMES EMPLOYÉS DANS CET OUVRAGE

A

ABERRANT, *(vas)*, *ab*, *errare*, s'écarter, se detourner, aberration *(vas)*, *vasa*, *vasorum*. Vaisseaux ou canaux de dérivation, véritables lieux de resserre, d'emmagasinage.

ABERRATION. Dérangement dans l'état physique d'un organe, ou dans les conditions physiologiques d'une fonction. Altération, transformation des appareils ou de leurs produits, conduisant à la maladie.

ADÉNITES, *adenites*. Expression destinée à représenter le gonflement ou l'alteration inflammatoire de toutes les glandes naturelles de l'économie, et des ganglions lymphatiques en particulier.

ADOLESCENCE, *adolescentia,* de *adolescere*, croitre, grandir. Période qui succède à l'enfance et qui s'étend depuis les premiers signes de la puberté jusqu'à l'époque où l'individu a acquis tout son développement physique.

Ailes, ailerons. Replis membraneux, qui servent à maintenir la matrice dans sa position au milieu du petit bassin, et qui sont fournis par le péritoine.

Albuginé, ée (Chaussier). Représente toutes les membranes fibreuses d'un tissu blanc de nacre ; les aponévroses, la sclérotique, les tuniques fibreuses des muscles sont des tissus albuginés, etc.

Albuminoïdes. On désigne sous ce nom un groupe de corps azotés neutres, incristallisables, décomposables au feu, putrescibles, assimilables et par conséquent nutritifs. Caséine, fibrine, albumine, etc.

Alibiles, *alibilis*, de *alere*, nourrir. Toutes les substances capables de concourir à la nutrition des individus.

Alimentation, *alimentatio*, action de nourrir. C'est-à-dire, cette opération qui a pour but de porter dans l'estomac, les matériaux qui doivent concourir à la digestion, et dont le résultat phhysiologique constitue la nutrition.

Allaitation, *allactatio*. Action de donner le sein à son enfant ; par opposition à l'allaitement, qui indique le mode d'alimentation par le lait.

Alliacée, *alliaceus*, *allium*. Qui a rapport à l'ail ; plante alliacée, odeur alliacée.

Anatomique signifie dissection. Nous l'employons ici dans le sens de nature, c'est-à-dire dans le but de prouver que les tissus, les appareils, les organes sont tels que la dissection permet de les constater, de les connaître.

Anorexie, *anorexia*. Manque d'appétit résultant de la faiblesse ou de la fatigue de l'estomac, souvent aussi du défaut de qualité des sucs gastriques.

Anthère, de *anthos*, fleur. Partie essentielle de la fleur composée d'une ou plusieurs loges, renfermant le pollen. Elle surmonte toujours l'étamine qui lui sert de support.

Anthropogénie, *anthropos*, homme, et de *genesis*, génération. C'est-à-dire organisation normale, régulière des appareils constitutifs de l'homme.

Antipathique, *anti*, contre, et *pathos*, affection. Se dit de toute substance contraire au goût, au caprice des personnes. Médication antipathique ou opposée à l'affection que l'on traite.

Antiphysiologique. Opposée aux opérations naturelles, à celles qui sont ordinaires à la fonctionnalité des appareils dans l'état de santé.

Aorte, *arteria magna*. La principale artère du corps humain, chargée de porter le sang partant du cœur et de le distribuer par toute l'économie.

Aphoristique, qui tient de l'aphorisme. Expression sentencieuse qui renferme, en peu de mots, toute une pensée, une idée.

Aponévrotique, qui tient des aponévroses. Sortes de membranes fibreuses, blanches, nacrées, qui enveloppent presque tous les muscles et que les anciens considéraient comme des épanouissements de la substance nerveuse.

Area germinativa. Point central du jaune de l'œuf, au sein duquel se manifestent les premiers phénomènes de la vitalité, que provoque l'acte de la fécondation.

Aréoles, aréolaires. Espaces comprises entre chaque fibre composant un tissu, un organe, celui compris entre les différents appareils constitutifs de l'organisme. Tissu aréolaire signifie un organe dont les lamelles sont distantes et présentent de nombreuses intersections. Amygdales.

Auréole, aréole Cercle qui entoure le bout du sein de la femme et qui, à l'époque de la puberté ou de la grossesse, se colore assez sensiblement en rouge ou en brun.

Atavisme, *atavus*, *aïeul* Ressemblance particulière des petits enfants avec leurs grands parents, tant pour le physique que pour le moral et les altérations fonctionnelles.

ATROPHIE, *atrophia*, de *a*, privatif, et de *trépho*, nourrir. Se dit de tous les appareils qui s'émoussent, dépérissent dans l'économie, faute de nourriture. Que le produit de la digestion soit insuffisant ou de mauvaise qualité, ou qu'un obstacle quelconque s'oppose à son assimilation intersticielle.

B.

BÉBÉ, de l'anglais *baby*. Tout jeune enfant, de la naissance à la fin de la dentition, à sept ans environ.

BIOGÉNIE, de *bios*, vie, et de *génésis*, génération. Qui produit la vie, la développe et l'entretient; générateur de la vie.

BLASTODERME, de *blastoderma*. Germe de la peau, ou l'une des dénominations appliquées à la membrane proligère de l'area germinativa.

BOTAL, *trou de botal*, ou *trou ovale*. Consiste en une valvule incomplète qui, chez le fœtus, divise les deux oreillettes du cœur. Elle ne se complète qu'à la naissance, au moment où les deux circulations se constituent ce quelles doivent rester toute la vie de l'individu, par le fait même de la respiration.

BOULIMIE. Anomalie de la digestion qui consiste dans une faim excessive ; ce qui pousse les enfants, à prendre une trop grande quantité d'aliments dans un temps donné.

BOURSES. Prolongement de la peau du ventre et des cuisses, qui sert d'enveloppe aux organes sécréteurs de la liqueur séminale (glandes séminales, testicules).

C

Caduque, *caduca*; membrane caduque. On désigne ainsi une des enveloppes de l'œuf, pendant qu'il séjourne dans la cavité utérine, autrement dit, tout le temps de la grossesse.

Callipédie, de *calos*, beau, et de *païs*, enfant. Expression choisie par Quillet pour enseigner la manière de faire de beaux et de grands hommes.

Canal. Conduit ou cavité étroite et allongée qui donne passage à un liquide, à des vaisseaux, à des nerfs. Canal déférent, servant à la dépense des produits de la sécrétion testiculaire (canaux évaculateurs).

Cardiaque, qui a rapport au cœur ou au *cardia*; orifice de l'estomac. Artères cardiaques.

Carreau. Nom donné à une altération des ganglions lymphatiques abdominaux des enfants soumis à une alimentation trop forte et trop abondante, produisant le développement du ventre appelé le gros ventre.

Cartilage, cartilagineux. On donne ce nom à des tissus solides de l'économie intermédiaire, aux tissus fibreux aponévrotiques et aux os. Ils sont généralement constitués par une substance semi-solide qui, par les progrès de l'âge et du développement anatomique et physiologique, est destinée à devenir des os.

Catalyse. Expression imposée par Berzélius, en 1835, à certaines transformations chimiques qui s'accomplissent, sous l'empire d'une fermentation particulière, par la présence d'éléments hétérogènes. Physiogéniquement, cette expression tend à caractériser la reconstitution anatomique de certains éléments de la digestion qui s'organisent pour les besoins de l'édification physiologique des êtres vivants.

Cataméniale, de *cata*, suivant, et *mens*, mois. Qui se rapporte aux phénomènes physiologiques de la menstruation ou de l'hémorrhagie périodique particulière à la femme et à certaines espèces animales.

Caverneux. Corps caverneux, tissus caverneux. Substances composées de petites cavités ou d'un tissu vasculaire spongieux, susceptibles d'une dilatation périodique intermittente que produit la circulation générale, accidentellement augmentée.

Céphalo — rachidien. Qui a rapport au cerveau et au canal médullaire de la moëlle épinière.

Céphalée, de *céphalicus*; qui a rapport à la tête. Abréviatif de céphalalgie, de *céphalè* et *algie*, mal de tête. Douleur cérébrale.

Céphalique (tronc). Brachio-céphalique, réunion de plusieurs veines ou artères qui se rendent dans la carotide primitive, ou dans les jugulaires.

Chartre, de *charta*, charte ou papier; certains auteurs le font dériver de *carcer*, prison. Affection caractérisée par une détérioration profonde du tégument externe, la peau, qui lui donne une transparence comparable au papier; les autres voulant spécifier une maladie qu'ils supposent dépendre du séjour dans les prisons.
(Voir *Rachitisme*, *Scorfules*, *Ecrouelles*.)

Chorion. Enveloppe extérieure de l'œuf pendant son séjour dans la cavité utérine, dans la matrice.

Chyle, de *chylus*, signifie toute liqueur extraite des animaux ou des plantes. C'est Galien qui, le premier, imposa cette qualification au produit de la digestion stomacale.

Chylifères, de *chylus*, chyle, et de *fero*, porter. Vaisseaux chargés de transporter, de charrier dans

toute l'économie le chyle extrait du tube digestif,
on les observe depuis l'estomac jusqu'au rectum.

CHYME, de *chymus*, suc. Se compose de toutes les matières alimentaires, solides ou liquides, qui, con-
fiées à l'estomac, ont déjà subi un premier degré
de digestion ou de fermentation ; c'est de leur
complète transformation physiologique que résultera le chyle.

CHYMIFICATION. Conversion des substances alimentaires
en chyme, sous l'influence de la digestion stomacale physiologiquement accomplie.

COCTION, de *coquere*, cuire. Physiologiquement, on
entend la digestion qui s'opère sur les produits
que la température du corps transforme, soit pour
se les assimiler, soit pour les séparer de l'économie sous forme de produits excrémentitiels.

CŒCUM, de *cœcus*, aveugle. On donne ce nom à la
première portion du gros intestin, parce qu'elle
forme inférieurement une sorte de prolongement
en cul-de-sac.

CŒLIAQUE, qui a rapport aux intestins. Tronc cœliaque,
réunion des artères coronaire, stomachique, hépatique et splénique.

COLOSTRUM. Produit de la sécrétion mammaire destinée à la première alimentation de l'enfant à sa
naissance ; par sa qualité, il est destiné à établir
la transition de l'alimentation fœtale avec l'alimentation lactée, et c'est à ce double titre, qu'il
possède des globules de différentes compositions
et que, par ses propriétés légèrement laxatives, il
est préférable, pour l'enfant, à tous les sirops
médicamenteux que les mères et les nourrices se
plaisent à lui substituer. C'est sans contredit le
meilleur, le plus profitable aliment qu'une mère
puisse offrir à son enfant.

CONGÉNÈRE, de *cum*, avec, et *genus* — *eris*, genre.
Qui agissent dans le même sens, simultanément,

qui se développent ensemble (par opposition à antagonisme).

CONJUGAL, *cum*, avec, *jungere*, joindre, unir. Qui a rapport à l'union intime et indissoluble qui doit exister entre le mari et la femme dans l'état de mariage.

CONSANGUINITÉ, *cum*, avec, *sanguis*, sang. On entend par cette expression indiquer les individus d'une même famille, qui ont concouru à la reproduction d'êtres semblables à eux. Si cette condition a pu favoriser, dans certaines espèces animales, la transmission héréditaire de quelques qualités organogéniques, l'expérience semble démontrer que, chez l'espèce humaine, elle n'a servi qu'à l'appauvrissement, à la détérioration du descendant.

CONSENSUS. Expression dérivée du latin, *cum*, avec, et de *sentire*, sentir, ce qui généralement se produit par le mot sympathie; ou du consentement, de l'harmonie plus ou moins complète, suivant laquelle deux individus jugent et sentent, à un instant donné, exactement de la même façon. Ils éprouvent les mêmes sensations et consentent volontairement aux mêmes déterminations.

CONSTITUTION, constitutionnelle, de *cum*, avec, et de *statuere*, établir, organiser, bâtir. Cette expression caractérise parfaitement l'activité physiologique et physiogénique, dont doivent être pourvus tous les organes et appareils qui se sont régulièrement développés, qui jouissent, par conséquent, de la même fonctionnalité physiologique. Maladie constitutionnelle, indique bien toute altération locale ou générale, qui dépend de la constitution spécifique des individus.

COROLLE, diminutif de *corona*, d'après Richard, est l'enveloppe florale, laminée ou tubulée, simple ou multiple, placée au dedans du calice et qui, dans la grande majorité des cas, donne insertion aux étamines.

Coronaire, de *corona*, couronne, contourné de manière à représenter une couronne ; telles sont les artères coronaires ou cardiaques, etc.

Corrélatif, de *cum*, avec, et de *relatio*, relation. Qui se rapporte, qui agit simultanément dans le même sens et vers la même fin.

Cortical, corticales, de *cortex*, écorce. Employé en anatomie, pour désigner la substance grise du cerveau, l'enveloppe musculaire extérieure de certains appareils parenchymateux ; substance corticale des reins.

Copulation, copulatif, de *copulatio*, synonyme d'union sexuelle. Appareils copulatifs, indiquent les organes qui peuvent concourir à la copulation, c'est-à-dire à la fécondation.

Cotylédon. En anatomie, on donne le nom de cotylédons à ces renflements charnus, parenchymateux, de la muqueuse utérine qui, pendant la grossesse, servent d'intermédiaire à la circulation et à la respiration de l'embryon et du fœtus.

Critérium, de *crisis*, jugement. Dernier terme d'appréciation philosophique, qui conduit l'observateur à se déterminer, à conclure, d'après sa comparaison, son jugement définitif.

Cumulus proligère, connu aussi des physiologistes sous le nom de disque proligère. Indique la réunion des cellules accumulées du vitellus à l'un des pôles de l'œuf. C'est au centre de ce cumulus que se manifestent les premiers phénomènes de la fécondation, par le développement de l'*area germinativa*.

Cyanose, de *cyanosis*, bleu. Coloration particulière de l'organisme, que l'on attribue généralement au mélange du sang veineux avec le sang artériel, soit sous l'influence d'une cause mécanique ou pathogénique.

D

Diagnostic, *diagnosis*. Séparation raisonnée de toutes les maladies, suivant les variétés symptômatiques inhérentes à chacune d'elles, c'est-à-dire la distinction de toutes les altérations morbides de l'économie, ce qui a fait établir le diagnostic différentiel.

Diathèse, diathésique, de *diathèsis*. Sert à caractériser l'ensemble de la constitution, bonne ou mauvaise, d'un individu, son état de santé ou de maladie.

Didactique, de *dis*, deux fois, *agere*, conduire. Enseignement spécial qui consiste à diviser, à multiplier les preuves à l'appui du raisonnement.

Diète. *Dieta victus ratio*, genre de vie, c'est-à-dire l'emploi mesuré et rationnellement coordonné, de tout ce qui est indispensable à la vie, aussi bien comme nourriture, que comme respiration : d'où le docteur Salès|Girons, a institué la diète respiratoire, ou les conditions physiologiques et pathologiques dans lesquelles, les principes qui servent à la respiration peuvent se trouver modifiés par les substances diverses que l'atmosphère tient en suspension ou en dissolution; circonstance que l'on peut, d'après ce praticien, utiliser pour l'introduction artificielle des médicaments.

Duodenum. Première portion de l'intestin grêle, ainsi appelé parce qu'il mesure environ douze travers de doigt. Il commence à l'estomac et se continue avec le reste du tube digestif.

Dyspepsie, de *dys*, difficile, *pèpsia*, digestion. Difficulté de la digestion, ou, ce qui est plus correct, depravation des digestions. Cela est très-commun chez

les enfants, dont l'alimentation n'est pas toujours
calculée d'après la force et la capacité des appareils. Chez eux, la fonction digestive est en activité d'une manière incessante, exagérée, comme
cela se p atique journellement par les mères et
les nourrices, auxquelles font defaut les notions de
la puériculture.

E

ECROUELLES, dérivé du grec *eccroai*, de *e*, ou *ex*, et de
rhéo, couler. Ce qui indique que les ganglions
lymphatiq es des régions cervicales, axillaires ou
inguinales, deviennent par le fait d'une dégénérescence pathogénique, due au mode vicieux d'alimentation mis en usage chez les nouveau-nés, le
siége d'un écoulement séro-purulent intarissable.
Dans cette manière d'interpreter le fait, les
écrouelles se trouvent synonymes de scorphule.
(Voir ce mot).

ECLAMPSIE, *eclampsia*, explosion. Maladie qui se déclare
spontanément chez les enfants et les nouvelles
accouchées; la rapidité avec laquelle elle se manifeste dans l'un comme dans l'autre cas, indique
qu'elle dépend tout spécialement d'une lesion des
centres nerveux encéphaliques; d'emblée elle para-
lyse toute la sensibilité organique et donne lieu à
des phénomènes de contracture, sorte de tétanos
auquel rarement échappent les individus qui en
sont affectés ; ce qui lui a fait donner le nom
d'éclampsie infantile et éclampsie puerpérale.

EFFÉRENTS, de *effere*, emporter, qui emporte. Se dit
des vaisseaux qui conduisent les fuides sécrétés
hors des glandes. On applique également cette

désignation aux nerfs qui transmettent les sensations du centre à la périphérie du corps.

EJACULATEURS, de *jaculare*, darder. Système de vaisseaux spéciaux, chargés de transmettre le produit des glandes testiculaires, à l'extrémité de la portion membraneuse du canal urétral.

EMBRYON, d'*embryo*, qui germe, qui croit. Germe fécondé dans le sein maternel, autrement dit, l'œuf, depuis son départ de l'ovule, déposé dans la matrice, jusqu'à l'époque de trois mois et demi à quatre mois de gestation.

EMBRYONNAIRE. Qui a rapport à l'état d'embryon, à l'une des phases de cette période de l'œuf humain, pendant les trois ou quatre premiers mois de la grossesse.

EMETO CATARTHIQUE. Médicament qui a pour effet de provoquer simultanément des vomissements et des évacuations alvines, ou des garde-robes ; c'est-à-dire qui purge par haut et par bas.

EMULGENTES. Vaisseaux particuliers qui aboutissent aux reins. Veines et artères émulgentes.

EMPIRISME, EMPIRIQUE. Comprend une secte de médecins qui fondent toute leur science, sur l'observation scrupuleuse du fait. Médecin empirique ne veut pas toujours dire un charlatan, car, dans l'acception rigoureuse du mot, elle indique un praticien expérimenté, observateur.

ENDOSMOSE, *endosmosis*, action de pousser. Expression consacrée par Dutrochet, pour caractériser le phénomène physiologique des êtres organisés, végétaux ou animaux ; en vertu duquel les liquides de qualités différentes, s'échangent à travers les membranes organisées, vivantes, dans le but de concourir à l'édification des individus.

EPIDYDIME. Petit corps oblong, formé par le pelotonnement des vaisseaux séminifères, occupant le bord supérieur des testicules : sa partie inférieure, appelée queue, se termine aux canaux déférents.

Epispadias. Anomalie particulière de l'orifice externe de l'urètre chez l'homme, sur l'un des points de la surface dorsale de la verge.

Epithélium. Les anatomistes modernes caractérisent par ce mot, les cellules épidermiques de toutes les muqueuses et des membranes séreuses.

Epoques. Flux périodique, particulier aux femmes et à certaines espèces animales, qui correspond à la séparation des œufs, à la ponte. On lui donne communément le nom de mois ou de menstrues, de flux cataménial, de règles, en raison de la régularité périodiqe avec laquelle elle se représente chez les femmes en santé et en dehors de la grossesse.

Eréthisme, d'*erethismos*, excitation. Exaltation physiogénique en vertu de laquelle l'organe irrité acquiert momentanément un développement considérable, une turgescence maladive; par opposition au terme d'érection, qui exprime l'excitation physiogénique de l'appareil génital.

Excrémentitiel. Produits devenus impropres et nuisibles à l'organisme et qui, par conséquent, doivent être rejetés au dehors ; ils comprennent ordinairement les matières fécales. Sous la dénomination de : produits, excrémento-récrémentitiels, les physiologistes désignent, au contraire, les produits complexes fournis par certains appareils, et dont la présence est indispensable à l'économie, au point de vue de l'assimilation, de la nutrition ; tels sont le lait, la bile, les larmes, la salive, etc.

F

Filet. En anatomie, filet se prend pour synonyme de frein ; frein de la langue, du prépuce.

Feniculaire, *feniculum.* En forme de cordon.

Fontanelles. On nomme ainsi les espaces membraneux qui existe entrent les différents os du crâne chez les jeunes enfants. Elles suppléent à l'absence de la substance osseuse qui n'existera plus tard que par le développement ultérieur de l'individu lui-même.

Fluxus cataménial. (Voir *Époques.*)

G

Gaster, estomac, *ventriculus,* ventre. Comprend l'organe essentiel de la digestion; ce renflement membraneux du tube digestif, compris entre le cardia et le pylore.

Gastro-épiploïque. Qui dépend de l'épiploon, ou l'enveloppe commune de l'intestin et de l'estomac, c'est-à-dire le péritoine, les vaisseaux gastro-épiploïques qui se distribuent à l'estomac et dans les différents replis de l'épiploon ou du mésentère.

Gallinacés. Nom donné au quatrième ordre de la classe des oiseaux. Il comprend les poules et autres animaux de la même espèce.

Galactogènes (glandes). Les glandes mammaires, les mamelles qui sont chargées de fournir le lait ; de *gala*, lait, et de *génésis,* génération, production. Organes sécréteurs du lait.

GÉLATINE (de Warthon). Substance demi-solide, transparente, infiltrée dans le tissu lamineux du cordon ombilical; ce qui souvent contribue à lui donner un volume considérable, et ce dont les accoucheurs doivent tenir grand compte au moment de la ligature du cordon, à cause des hémorrhagies auxquelles une ligature insuffisante pourrait donner lieu.

GÉNÉRATION. *génésis*, engendrer. Production d'un être nouveau, en tout semblable à ceux dont il tire son origine.

GÉNÉSIQUE. Action d'engendrer, de constituer, de créer des appareils, des organes dont la fonctionnalité concourt à l'entretien de la vie, à la perpétuité des fonctions, à la biogénie.

GESTATION, de *gestare,* porter. Se dit de l'état d'une femme qui porte en son sein le nouvel être auquel elle doit donner le jour. La gestation commence au jour de la fécondation et dure jusqu'au jour de l'accouchement; elle comporte une période de 270 à 280 jours, ou neuf mois lunaires.

GIRATOIRE, giration. Mouvement circulaire qui s'établit entre les liquides organisés, de différentes compositions, à l'occasion du développement de la vitalité et sous l'empire d'une élévation plus ou moins considérable du calorique normal physiologique, ou même par le calorique extérieur.

GRAVIDE, *gravidus*. Se dit de la matrice chargée du produit de la conception et comprend toute la période de la grossesse.

GYMNASTIQUE. Partie de l'hygiène qui s'occupe de régulariser tous les mouvements du corps, en vue de l'influence qu'ils peuvent exercer sur la régularité des fonctions, sur la santé tout entière.

Gynécétique. Qui appartient à la constitution de la femme; organes destinés à la production des nouveaux êtres, à la fonction de la reproduction: tels sont les ovaires, la matrice et ses annexes.

H

Hématose, de *aima,* sang, et de *ontos,* être. Fonction physiogénique, appartenant à la respiration et qui concourt à transformer le chyle en sang. Le sang veineux se convertissant en sang artériel par son passage à travers les poumons, ce qui la constitue principe vivant.

Hémorrhagie, de *aima,* sang, et de *rhéo,* couler. Ecoulement plus ou moins abondant de sang par l'extrémité d'un vaisseau veineux ou artériel divisé.

Hépatique, de *hépar,* foie. Qui tient du foie, qui appartient au foie. Colique hépatique, douleur provoquée par la présence d'un calcul biliaire tendant à s'échapper du foie, ou engagé dans les canaux biliaires.

Hétérogène, de *hétéros,* autre, et de *genus,* race. De provenance différente à celle à laquelle on la compare.

Hétérogénie, de *hétéros,* autre, et de *génésis,* production, procréation. Autrement dit, réalisation d'un nouveau produit, qui ne ressemble en rien à ceux qui lui ont donné naissance.

Hydrogène, *hudor,* eau, et de *genesis,* Générateur de l'eau, parce que le gaz qui le constitue, jouit de la propriété de s'unir dans une certaine proportion avec l'oxygène de l'air, pour donner naissance à l'eau.

Hygiénique, de *hugeia*, santé. Comprend l'ensemble de toutes les conditions réglementaires, qui peuvent maintenir l'équilibre physiologique au sein de l'organisme.

Hyperesthésie. Exaltation particulière du sentiment du toucher, allant quelquefois jusqu'à la maladie.

Hypospadias. Vice de conformation particulière du membre viril, qui consiste dans l'ouverture contre nature, du canal urétral, sur l'un des points de l'étendue inférieure de l'organe ; circonstance pathologique qui souvent condamne les individus qui en sont affectés à l'impuissance, les rend inféconds.

I

Idiosyncrasie, *idios*, propre, *sun*, avec, et *crasis*, puissance, tempérament. Disposition particulière en vertu de laquelle, chaque personne sent plus ou moins profondément les impressions physiques ou physiogéniques qui l'atteint.

Imprégnation. Synonyme de fécondation. Indique le phénomène particulier de l'ovule impressionné par le fluide prolifique dans l'acte de la copulation.

Incubation, *in*, sur, et de *cubare*, coucher. C'est le fait de tous les animaux qui se placent sur leurs œufs pendant une période déterminée, qui généralement suffit au développement des embryons.

Incitation. Synonyme d'excitation, d'irritation.

Inertie. Défaut d'aptitude à changer spontanément de situation, d'état ; sans se confondre avec la paralysie, qui exprime la suspension d'activité volontaire ou organique, plus ou moins absolue et permanente.

Infant, de *in* et de *fari*, parler, qui ne parle pas. S'applique particulièrement aux individus, du jour de la naissance au septième ou huitième mois de la vie indépendante, époque à laquelle commencent à s'exprimer les premières manifestations du langage, la faculté de parler.

Ingestion, *in* dans, *gerere*, porter. C'est-à-dire l'action d'introduire dans l'estomac toutes les substances solides ou liquides destinées à l'alimentation, dans le but de satisfaire à la fonction de la digestion.

J

Jejunum. La portion de l'intestin grêle comprise entre le duodenum et l'iléon. Elle porte cette dénomination, parce que dans les ouvertures des cadavres on la trouve presque constamment vide.

L

Lactés (vaisseaux). Qui sont chargés de transmettre à l'enfant le produit de la sécrétion de la glande mammaire, la mamelle (secretion lactée). En anatomie on désigne aussi par ce terme les vaisseaux lymphatiques abdominaux, dont le rôle consiste, à ramener tous les produits de la digestion gastro-intestinale, dans le canal thoracique, ou réservoir de Pecquet : dont les deux extrémités terminales s'abouchent avec les veines jugulaires droite et gauche, sous la clavicule.

Lapsus. Expression de pure convention qui indique une chute, un manque de logique, *laps:s linguæ.* Une erreur physiologique, une aberration des lois ordinaires de l'organisme.

Ligament. On donne ce nom à des tissus fibreux d'un blanc nacré, très-résistants, qui ordinairement servent à relier certains organes entre eux, et plus particulièrement certaines surfaces articulaires (ligaments articulaires). Cependant on donne encore le nom de ligaments larges, ou d'ailerons, aux expansions membraneuses du péritoine qui enveloppent la matrice et ses annexes, etc. Ligament rond.

Lignée. Ligne ou suite, descendance, terme de généalogie, qui indique la succession des individus d'une même famille, du même père et de la même mère.

Lucines. Expression mythologique, employée pour désigner la déesse que, dans les temps antiques, on supposait présider aux accouchements ; plus tard on a compris sous ce titre, les matrones, les sage-femmes.

M

Matrice, de *mater*, mère. Appareil spécial de la femme destiné à contenir l'œuf, du moment de l'imprégnation, ou de la fécondation, jusqu'au terme de la grossesse ; c'est-à-dire au moment de la naissance de l'enfant.

Mamelles, de *mamma*. Glande mammaire, vulgairement désignée sous le nom de sein. Ce sont deux glandes spéciales, occupant la partie antérieure et supérieure de la poitrine, chez les femmes. Leurs fonctions consistent dans la sécrétion et l'excrétion du lait ; la véritable, l'unique nourriture de l'enfant à sa naissance et pendant les dix ou douze premiers mois de la vie, c'est-à-dire jusqu'à l'apparition des dents.

Maturation, faire mûrir, aider à pousser. Expression qui témoigne des progrès successifs, que subissent chaque jour les différents appareils de l'embryon et du fœtus qui s'organisent dans le sein maternel. On dit encore d'un abcès, qu'il arrive à maturité ; qu'il est en voie de maturation ; c'est-à-dire que les divers éléments qui le constituent, sont plus ou moins complétement dissociés et que le pus est entièrement développé ; l'abcès est bon à ouvrir.

Médiastin. Espaces triangulaires qui séparent antérieurement et postérieurement les deux poumons, au moment où la plèvre pulmonaire se réfléchit de l'un des poumons à la paroi thoracique qui les contient, d'où résulte le médiastin antérieur et le médiastin postérieur.

Méconium. Substance d'un brun noirâtre, de nature visqueuse, gluante, très-épaisse, qui constitue la matière excrémentitielle, que les nouveau-nés évacuent aussitôt la naissance; c'est le résultat du travail digestif qui s'est effectué pendant la vie intra-utérine, c'est-à-dire pendant la grossesse.

Médicatrice, de *medere*, soulager. Force médicatrice veut dire les efforts que l'organisme accomplit, pour se débarrasser des principes morbides qui le travaille. Action médicatrice s'applique à l'influence que les agents thérapeutiques exercent, sur la marche et la terminaison de la maladie.

Mélanose, de *mélanos*, noir. Dégénérescence brune foncée de certains organes parenchymateux, dont les propriétés vitales se sont plus ou moins radicalement détériorées ; les produits roussâtres, sanieux qui s'en séparent, concourent généralement à l'empoisonnement général et spécifique des individus chez lesquels on les observe.

MÉGALANTHROPOGÉNÉSIE, ou la science de créer à volonté de grands et de beaux hommes, doués de toutes les aptitudes, de toutes les plus belles facultés (Robert jeune).

MENSTRUES. Evacuation sanguine particulière à la femme et à certaines espèces animales, qui coïncide avec la séparation physiologique d'un ovule ou d'un œuf, et dont le produit s'écoule périodiquement tous les mois ou tous les vingt-neuf jours, par les voies génitales, sa durée est de quatre à six jours; son abondance est subordonnée à la santé, à la constitution de la femme. Cette exsudation se supprime toutes les fois que l'œuf a été fécondé. En dehors de ces conditions physiologiques, l'absence de cette évacuation coïncide avec une perturbation plus ou moins profonde de la santé, et doit être sérieusement observée par le médecin. La menstruation indique la succession régulière et physiologique de ces périodes, et que, pour cette même raison, on a encore désignées par l'expression de règles.

MÉTAMORPHOSES. Préposition servant à désigner toute transformation plus ou moins complète, plus ou moins radicale d'un organe ou de tout l'individu. Témoin ces états particuliers que subissent certains animaux qui, têtards à une époque, deviennent des batraciens ; ces animalcules spermatiques qui, se transforment en embryons, en fœtus, etc. ; les fonctions elles-mêmes se métamorphosent quelquefois, etc.

MUCILAGE. Substance végétale, coagulable par l'alcool, se rapprochant considérablement de la gomme.

MUCIPARES. Se dit des glandes et glandules cachées dans l'épaisseur des membranes muqueuses, et qui sont chargées de fournir l'élément de sécrétion liquide dont nous venons de parler, le mucus.

Mucus. Produit de sécrétion de toutes les membranes muqueuses; il est très-ordinairement chargé des débris d'épithélium que ces membranes abandonnent. Dans certains cas pathogéniques, on y rencontre des traces plus ou moins considérables de pus, ce qui a fait composer l'expression de *muco-pus*, pour indiquer ce produit hétérogène, complexe.

Muguet. Altération plus ou moins inflammatoire de la muqueuse bucco-pharyngiène, pendant l'existence de laquelle, se développe un produit plastique, pseudo-membraneux, ayant la forme de points blancs plus ou moins nombreux : véritables parasites, qui résultent de la dépression physiogénique des jeunes sujets, qui, trop fortement alimentés, ne peuvent digérer les aliments qu'on leur impose et meurent de faim au milieu de ce luxe d'alimentation, incompatible avec l'activité physiogénique de l'estomac. Une fois ces productions parasitaires développées chez un enfant, elles se transmettent avec une extrême facilité; elles sont réellement contagieuses, au point de constituer de véritables épidémies, comme le croup avec lequel elles partagent les mêmes caractères et les mêmes propriétés.

N

Néologisme, de *néos*, nouveau, et de *logos*, discours, étude. Exprimant une étymologie nouvelle, servant à caractériser une particularité que les besoins de la science et les progrès de l'observation seule peuvent justifier.

Népiogénie, de *népios*, nouveau, et de *génèsis*, génération, caractérisant le nouveau-né, l'enfant nouveau-né ; d'infant, de *in fari*, qui ne parle pas. Expression plus spécialement synonyme de puériculture, puisqu'elle représente la reproduction des petits enfants.

Nerveux, se, qui se rapporte aux nerfs, aux différentes modalités du système nerveux. Enfant nerveux, mère, nourrice nerveuse ; servant par conséquent à exprimer l'excitabilité dont sont douées certaines femmes et qui peuvent, dans l'espèce, constituer des individualités essentiellement incompatibles avec les états physiologiques de la jeune mère ou de la nourrice, que nous nous proposons ici comme objet de nos études.

Nubile, nubilité, de *nubere*, marier. Expression qui sert à caractériser l'époque à laquelle les jeunes garçons et les jeunes filles, sont aptes à entrer dans les liens du mariage. C'est donc, en réalité, le synonyme de puberté. Tout le monde sait actuellement à quelles conditions physiologiques sont réalisables, ces satisfactions physiogéniques.

Nutrimentives, de *nutrimentum, quod nutrit*. Indiquant d'une manière toute particulière, que l'on réserve cette expression à toute substance, qui, introduite dans l'organisme, est, à un titre ou à un autre, susceptible de s'assimiler, de concourir à la réparation, à la reconstitution de l'individu, de le nourrir.

O

Obstétrique, *obstetricatio*. Servant à caractériser toutes les questions anatomiques et physiologiques, qui se rapportent aux opérations que peuvent exiger les difficultés de la parturition, c'est-à-dire la science des accouchements.

OEsophage, de *oiséïn*, porter, et de *phageïn*, manger. Conduit musculo-membraneux, destiné à porter dans l'estomac, tous les produits réservés à la digestion ; il s'étend de la région postérieure de l'arrière-bouche, jusqu'à l'orifice du cardia de l'estomac.

Onanisme. Synonyme de masturbation, dérivant de *manus*, main, et de *stuprare*, souiller. Action par laquelle, les enfants procèdent adventivement à des excitations solitaires des organes génitaux, ce qui les conduit au marasme, à l'éthisie, au dépérissement progressif et rapide, à la mort.

Organique. Comprend les tissus élémentaires irréductibles qui sont susceptibles, sous l'influence de certaines conditions anatomiques et physiologiques essentielles, de concourir à la constitution des organes et appareils dont se compose, tout être organisé et vivant. Fonctions organiques, spécifiant toutes celles qui sont communes à tous les êtres organisés. Lésions organiques, traduisant tout particulièrement les altérations survenues dans la contexture des organes et appareils, et imprimant une nouvelle série de fonctions anormales, caractéristiques de l'état pathologique ou de la maladie.

Orgasme, d'*orgasmus*. Excitation physiologique spéciale à certains appareils, en vertu de laquelle l'activité vitale se trouve momentanément exaltée; ce qui contribue à y augmenter la circulation, la sensibilité nerveuse et à y entretenir une turgescence toute particulière; ce qui justifie la synonymie d'éréthisme ; disposition plus particulièrement applicable aux différents appareils de la génération.

Ostium, orifice, bouche. Ouverture de certains canaux, établissant des communications entre certaines cavités profondes de l'économie.

Ostéomalacie, de *ostéon*, os, et de *malacos*, mou. Ramollissement particulier de certains os, sous l'influence d'un mode vicieux d'assimilation, dérivant toujours de l'alimentation contre nature, de substances incompatibles avec l'activité physiogénique de l'estomac des nouveau-nés. Synonyme de rachitisme.

Ovaire, *ovarium, ovum*, œuf. Organe spécial à la femme, chargé de la production des œufs, comparé à la grappe des animaux ovipares, des gallinacés et autres. Il représente une glande particulière placée dans la cavité abdominale, sur les bords latéraux de la matrice, avec laquelle il est uni par les ligaments larges ou ailerons. C'est l'ovaire qui fournit, dans l'état physiologique de la femme, le produit de la menstruation et celui de la reproduction; l'œuf non fécondé étant mensuellement évacué par les menstrues ou règles, et l'œuf fécondé étant destiné à acquérir, dans la matrice, le développement organique qui le constitue embryon, fœtus, enfant.

Oviducte, de *ovum*, œuf, et de *ducere*, conduire. Canal particulier qui, chez les oiseaux, s'étend de l'ovaire au cloaque et sert de voie à la sortie de l'œuf. Quelques anatomistes ont appliqué ce nom au canal de Fallope qui établit la communication entre l'ovaire et la matrice.

Ovifère. Synonyme d'oviducte, de *ovum*, œuf, et de *fero*, porter.

Ovisac. Ce mot est communément reservé pour caractériser les cellules ovariennes, c'est-à-dire les lacunes de la glande (ovaire), contenant toutes les vésicules de Graaf, à quelque degré de développement anatomique qu'elles soient arrivées; de *ovum*, œuf, et de *saccus*, sac.

Ovologie, de *ovum*, œuf, et de *logos*, discours. Etude particulière de toutes les transformations anatomiques et physiologiques que subissent les œufs, depuis leur apparition dans les ovaires, jusqu'à leur plus parfait développement, à la naissance de l'enfant.

Ovule, œuf. Nom donné à l'élément anatomique fourni physiologiquement par l'ovaire et destiné à constituer par la fécondation l'embryon, le fœtus, etc.

Ovulation constitue l'ensemble des phénomènes physiogéniques, par lesquels l'ovule se sépare de l'ovaire pour concourir, chez la femme, tantôt à la menstruation, tantôt à la fécondation.

Oxygène, de *oxus,* acide, et de *gennao,* j'engendre. Par la raison que, à l'époque de sa découverte, comme corps simple, les chimistes le considéraient comme l'élement indispensable à la composition de tous les acides. Il est néanmoins toujours regardé comme l'aliment de la respiration, de la vie, le *pabulum vitæ.*

P

Pancréas. Glande particulière, d'apparence toute charnue, placée dans la petite courbure de l'estomac, qui longe de l'orifice cardiaque à l'extrémité pylorique. Elle est destinée à la production d'un liquide spécial, indispensable à la digestion, appelé pour cette raison fluide pancréatique, concourant à la constitution du suc gastrique.

Parasite, de *parasitos,* de *para,* auprès, et de *sitos,* nourriture. Servant à caractériser un ensemble de productions organiques, végétales ou animales, qui se développent à la faveur des éléments d'assimilation qu'ils empruntent aux individus, sur ou dans lesquels ils prennent naissance ; ce qui nous permet de maintenir que l'homme est le parasite de sa propre espèce, puisqu'il se développe précisément, dans l'intérieur de son semblable et qu'il s'y constitue, à la faveur des éléments d'assimilation, qu'il emprunte aux éléments constitutifs du sang maternel.

Parenchyme, ateux. On désigne communément en anatomie le tissu glanduleux des reins, du poumon, des glandes salivaires, et ce qui constitue un ensemble de granulations agglomérées, pour la sécrétion d'une humeur ou liqueur spéciale, excrémentitielle ou récrémentitielle, quelquefois réunissant les deux conditions à la fois.

Parotide, de *para*, auprès, et *otos*, oreille. Glande salivaire, située dans le voisinage de l'oreille, l'une des plus volumineuses de ce genre et peut-être la plus importante dans la fonction de l'insalivation des aliments.

Parturition. Accouchement naturel, fonction en vertu de laquelle le fœtus, arrivé au summum de son développement anatomique, est expulsé de la matrice, par les voies naturelles (les parties génitales).

Pathogénie, de *pathos* et de *génèsis*, production. Indiquant toutes les circonstances physiques ou physiogéniques, qui peuvent concourir au développement, à la production des maladies.

Pathognomonique, de *pathos* et de *gnômon*, indicateur. C'est-à-dire tout phénomène qui sert à caractériser la nature ou la cause d'une maladie.

Pathologie, de *pathos*, maladie, et de *logos*, discours. Etudes particulières et plus ou moins complètes de toutes les altérations anatomiques ou fonctionnelles, qui constituent les maladies et causent un trouble plus ou moins profond dans la santé des individus.

Pecquet (réservoir de) ou canal thorachique, constitué par la réunion de tous les lymphatiques abdominaux, s'abouchant avec le conduit unique qui, du centre épigastrique, se dirige vers les veines sous-clavières droites et gauches, pour y déverser le produit chylifié des digestions et constituer la chair coulante de Bordeu, le sang. (Voir *Hématose*).

Pédotrophie, de *païs, païdos*, enfant, et de *trophè*, nourriture. Système d'alimentation propre à l'enfance ; mode particulier d'éducation physique.

Pénis. Expression anatomique, réservée à la détermination du membre viril.

Pileux, qui a rapport aux poils. S'applique généralement à caractériser la présence des poils dans une région. Système pileux, production pileuse.

Phlogose, de *phlégo*, je brûle. Synonyme d'inflammation ou de phlegmasie, rubéfaction légère, appartenant plus spécialement aux inflammations superficielles.

Phthisie, de *phthisis*, consomption. Maladie dans laquelle les organes pulmonaires se consument en suppuration. On a admis plusieurs autres espèces de phthisies : la laryngée, la mésentérique, intestinale, etc., tuberculeuse.

Physiogénie, de *phusis*, nature, et de *génèsis*, génération. Exprime les différentes modifications que subit la matière organisable, pour arriver à constituer les appareils. Elle comprend encore l'état particulier des organes concourant par leur activité à la production d'autres organes et appareils, ainsi qu'aux divers produits de sécrétion ou d'excrétion, que fournit l'organisme vivant et fonctionnant.

Physiologie, de *phusis*, nature, et de *logos*, discours. Etude spéciale des lois biogéniques, en vertu desquelles la matière organisée se transforme, pour se convertir en organes, par l'intervention des propriétés dynamiques dont cette matière est susceptible.

Physique, de *phusicos*, qui appartient à l'ordre naturel, primitif. Etude particulière et approfondie de toutes les qualités q .e la matière peut revêtir pour la constitution des corps organiques ou inorganiques. Synonyme de naturel.

Phytologie, de *phuton*, plante, et de *logos*, discours. Etudes spéciales des conditions d'organisation particulière aux plantes. (Voir *Botanique*.)

Placenta, gâteau. Substance spongieuse, parenchymateuse, composée de vaisseaux ombilicaux qui servent pendant toute la grossesse d'intermédiaires à la circulation de l'enfant avec la mère.

Plasma. Les physiologistes ont donné ce nom aux parties séreuse et albumineuse du sang, au milieu desquelles nagent les globules microscopiques du sang.

Plastiqe, de *plasticus*, forme. Substance organique particulière qui concourt à la constitution des organes et appareils. Liqueur plastique, qui jouit de la propriété de s'organiser. Aliment plastique qui favorise la nutrition.

Pollen. Corpuscules utriculaires, sous forme de poussière, qui se développent dans les loges de l'anthère et possèdent en propre le principe de la fécondation pour les espèces végétales.

Prolifique, de *prolé*, rejeton. Qui jouit de la propriété d'engendrer, de procréer, de féconder ; matière prolifique, se dit du produit sécrété par les testicules appelé sperme.

Proligène s'applique plus spécialement à l'activité de l'appareil chargé de sécréter les germes, c'est-à-dire aux ovaires.

Proligère. Qui porte les germes. Les ovaires sont des appareils proligères.

Prophylaxie. Synonyme de conservation ou des moyens de guérir, de rétablir les fonctions ou les organes dans leurs conditions physiologiques.

Prostate. Glande excrémentitielle, placée autour du canal de l'urètre, à l'endroit où il se sépare de la vessie.

Prostatique. Qui a rapport à la prostate. Région prostatique.

Pseudo – membrane. Synonyme de fausse membrane. Produit simulant une organisation membraneuse naturelle. Pseudo-croup, faux croup.

Psychologique, de *psuché*, âme, et de *logos*, discours. Etude de toutes les aptitudes ou facultés de l'âme, physiques et morales.

Puberté. Caractérise l'instant où les jeunes gens, filles et garçons, deviennent aptes à la fonction de la reproduction.

Pubis, de *pubere*, se couvrir de poil. Période de l'adolescence à laquelle les parties génitales se développent en se couvrant de poil.

Pudendum. Expression latine, employée en français comme synonyme des parties génitales externes, mais plus spécialement de la femme.

Puer, enfant. Qualification génésique s'appliquant à l'individu encore jeune, sans distinction de sexe ni de rang.

Puérile. Qui se rapporte à l'enfance.

Puériculture comprend l'ensemble des conditions physiologiques indispensables à l'éducation physique et physiogénique de l'espèce humaine proprement dite.

Puerpérale. Etat physiogénique de la femme qui vient d'accoucher, de *puer*, enfant, et de *parere*, engendrer. Maladies puerpérales comprend toutes les indispositions qui accompagnent ou suivent l'accouchement.

Pylore, de *pylorus,* portier. Orifice droit et inférieur de l'estomac placé sous le foie, au devant et au-dessus du pancréas. C'est lui qui forme l'entrée de l'intestin, et il est pourvu d'un bourrelet circulaire appelé valvule pylorique.

R.

Rachis, de *rhachis.* Nom donné à la colonne vertébrale, constituée par l'ensemble des différentes vertèbres qui de l'occipital se succèdent jusqu'à la dernière pièce du coxis.

Rachitisme, synonyme de rachitis. Affection particulière des différentes pièces qui composent le squelette du canal rachidien et qui s'étend le plus ordinairement à toutes les parties du système osseux par le fait d'une alimentation anticipée, trop abondante chez les enfants à la mamelle; circonstance qui résulte de l'insuffisance de l'assimilation relative à l'âge du sujet chez lequel on le met en usage, et qui justifie l'axiome de la pauvreté dans l'abondance (de M. Bouchardat).

Radicelles ou radicules. Extrémités les plus ténues des dernières ramifications vasculaires des artères ou des veines, et particulièrement de celles des artères et des veines omphalo-mésentériques, dans leurs divisions et subdivisions placentaires; dans cette contiguïté avec les vaisseaux utérins ou cotylédonaires de la matrice.

Ranines. Dernière ramification de l'artère linguale au moment où elle se bifurque pour se distribuer à la pointe de la langue; les veines marchent parallèlement et se rendent dans la thyroïdienne supérieure et gagnent la jugulaire.

RÉCEPTACLE. Cette expression, assez vague par elle-même, est anatomiquement considérée comme synonyme de confluent, de lieu de dépôt, de production; les ovaires sont les réceptacles des ovules des œufs. En botanique on comprend le phoranthe ou l'extrémité renflée d'une tige qui supporte les graines.

RÈGLES, synonyme de menstruation, époques ou mois. Évacuations périodiques particulières à la femme et à quelques espèces animales, coïncidant avec la ponte des œufs.

REINS. Organes glanduleux placés sur les parties latérales de la colonne vertébrale dans sa portion lombaire. Ces organes sont spécialement destinés à la sécrétion de l'urine qui se déverse continuellement dans la vessie.

RÉNAL. Qui à rapport aux reins. veines et artères rénales. Plexus rénaux.

RUTILANT, TE. Qui offre une coloration roux ardent. Se dit en chimie des vapeurs de l'acide nitreux ou bioxyde d'azote; c'est par extension qu'on a appliqué cette qualification au sang artériel, qui est d'un rouge vif, au moment où il a subi le contact de l'air dans l'acte de l'hématose.

S.

SALACITÉ, de *salacitas*. Elle indique la disposition particulière des espèces animales au besoin du rapprochement sexuel: dans ce cas il est synonyme d'appétit.

Scléréme. Expression consacrée par Chaussier, pour indiquer l'endurcissement du tissu cellulaire partiel ou général chez les enfants nouveau-nés, qui subissent trop brusquement l'influence du refroidissement ou de l'humidité.

Scorpules, et non *scrophules,* ni *scrofules,* de *scorphuo,* scorie, et de *phuó-ein,* naître, engendrer, croître, se nourrir, se développer par l'assimilation de produits excrémentitiels ou de mauvaise qualité, ainsi que cela se réalise par le mode usité d'alimentation chez les nouveau-nés, qui ne peuvent digérer les quantités disproportionnées du lait, qu'on les condamne à absorber dans les vingt-quatre heures.

Scrotum. Expansion membraneuse du tégument externe empruntée à la peau du ventre et de la cuisse, pour former le bissac destiné à contenir les testicules.

Sélection. Expression toute nouvelle dérivée de *sui eligere,* choisir à son goût, à sa convenance, pour soi-même. En physiologie il spécifie cet entrainement particulier, qui pousse deux individus à faire société, à s'unir, à se marier.

Séminale. Qui dépend de la graine des végétaux ou du sperme des animaux. La liqueur séminale est donc en réalité, le produit de la sécrétion testiculaire.

Séminifère, de *semen,* semence, et de *fero,* porter. Appareil porteur ou générateur de la semence; les vaisseaux séminifères résultent de l'agglomération de tous les canaux qui constituent la glande testiculaire elle-même; ils convergent tous vers l'épididyme.

Simier. On est convenu, en physiologie, de donner ce nom, à la disposition en torsade, des dernières ramifications des vaisseaux spermatiques, au moment où ils contournent le testicule pour constituer l'épididyme.

Spermatique. Qui à rapport à la sécrétion du sperme ou la liqueur séminale ; produit fécondant fourni par l'individu mâle.

Spermatozoaires et **spermatozoïdes.** Ce sont les éléments anatomiques essentiels de la fécondation, caractérisés par des utricules membraneux, filiformes, doués d'un mouvement giratoire très-prononcé et qui existent dans la liqueur séminale de tous les animaux d'un ordre supérieur ; on les désigne aussi par le terme d'animalcules spermatiques ou de zoospermes.

Sperme. Liqueur blanchâtre, visqueuse, d'une odeur alliacée, *sui generis*, fournie par le testicule et destinée à la fécondation.

Stérilité. Disposition anatomique ou physiologique, d'une plante qui ne porte pas de graine, ou d'une femme qui ne peut être fécondée.

Splénique. Qui dépend de la rate, artères et veines spléniques de *spleen*, expression anglaise, qui se prononce *spline* ; c'est en quelque sorte le synonyme de nostalgie.

Stigmate. En phytologie (botanique), le stigmate indique la partie du pistil qui est impressionnable à l'action de la liqueur fécondante ; c'est par extension qu'on a appliqué cette expression, aux empreintes que certaines affections laissent à la peau : stigmates de la variole, de la syphilis, du vaccin, etc., etc.

Stratifications. Se dit en anatomie de la disposition lamellaire, superposée de certains tissus, de certaines portions d'organes ; on s'en sert aussi pour peindre la disposition de certains os et du tissu osseux, modifié dans son organisation normale ou physiologique.

Styptique. Synonyme d'astringent, acerbe, acide concentré.

Synergie, de *sun*, avec, et *ergon*, travail. Activité simultanée d'un ou de plusieurs appareils concourant à l'accomplissement d'une fonction ; c'est l'emblème de plusieurs forces, dont la résultante est définie physiogéniquement.

Syphilitique, *syphilis*. Nous nous rangerions plus volontiers du côté des auteurs qui décomposent ce mot en ses deux radicaux, *sun*, avec, et *philein*, aimer ; caractérisant ainsi une maladie, qui s'engendre au milieu des excès de l'amour, dans l'intempérance gynécétique.

T

Tabes mesenterica. Expression latine, conservée en français pour désigner une phthisie particulière, un dépérissement progressif des sujets chez lesquels, l'assimilation digestive ne peut s'effectuer par la dégénérescence des ganglions lymphatiques du mésentère ; c'est la synonymie de phthisie abdominale, de charte ou carreau, marasme.

Tératologie, dérivant de *térax*, monstre, difforme, et de *logos*, étude. Comprend l'étude spéciale de toutes les altérations organiques que peuvent offrir les individus qui, pendant la vie embryonnaire ou fœtale ; ont subi des arrêts de développement dus aux états pathologiques momentanés de la mère ou à l'intervention de causes physiques plus ou moins profondes, qui ont pu suspendre ou contrarier les lois physiogéniques de ces époques.

Test, de *testa*, *ostracos*. Enveloppe calcaire de certaines espèces dites invertébrées. La carapace des mollusques, des crustacés.

Testes. Nom donné à la partie inférieure des tubercules quadri-jumeaux. On a aussi réservé cette dénomination aux testicules, à raison de l'importance qu'ils ont dans l'organisme ; ils dénotent l'apparition de la virilité de l'individu et sont les témoins irrécusables de la fécondation ; *testis, testimonium,* témoignage.

Thérapeutique, dérivé du grec *thérapeuô*, soigner, guérir. Comprend particulièrement l'étude des propriétés curatives des médicaments, envisagées au point de vue du tempérament, de la constitution de l'individu et de la nature de la maladie.

Thymus. Glande particulière à l'embryon, au fœtus et l'enfant, jusqu'à l'âge de 18 à 20 mois environ, placée dans le médiastin antérieur. Elle apparaît dès le deuxième mois de la conception et disparaît à la fin de la dentition, ce qui nous autorise à supposer, que cet organe est essentiellement destiné à la digestion spéciale, lactée, de ces différentes périodes.

Thyroïde, *thyreoïde*. Cartilage thyroïde, formé par la réunion des deux lames cartilagineuses, qui constituent l'angle saillant de la partie antérieure du col, cette protubérance à laquelle on donne vulgairement le nom de pomme d'Adam.

Tomenteux. Aspect velouté particulier d'une partie du corps recouverte de poils doux et serrés ; acception réservée à la membrane caduque, au moment où elle se pourvoit des villosités vasculaires, qui doivent constituer plus tard le chorion et concourir à la formation du placenta et du cordon ombilical.

Trompes de Fallope. Ce sont deux conduits membraneux, partant du bord latéral et supérieur de chaque côté de la matrice, se dirigeant de dedans en dehors, dans le bord supérieur du ligament large et se dirigeant vers l'ovaire correspondant. Ils sont destinés à établir une communication temporaire et plus ou moins directe entre l'ovaire et la cavité de la matrice.

Trou de Botal. Ouverture circulaire et momentanée

existant dans l'épaisseur de la paroi auriculaire des cavités droite et gauche du cœur, chez le fœtus, et disparaissant à la naissance, au moment où s'établit la circulation pulmonaire

TUBER, de *tube*, canal. On dit grossesse tuber en parlant d'un œuf qui, au moment de la fécondation, se trouve arrêté dans la trompe et qui, ultérieurement, y acquiert tout le développement embryonnaire et fœtal dont il est susceptible pour caractériser un enfant. Cette particularité ne laisse pas que de compromettre la fonction de la parturition, ou de l'accouchement proprement dit.

TURGESCENCE. Disposition particulière de certains organes ou appareils qui, par leur disposition anatomique, se prêtent à une affluence momentanée des liquides qui y circulent.

U

URÈTRE. Canal extérteur de l'urine, chez les animaux comme chez l'homme, destiné à évacuer les urines contenues dans la vessie.

UTÉRUS, matrice. Dépendance des appareils générateurs de la femme ; cavité musculaire, pyriforme, placée dans l'excavation du petit bassin, destinée à contenir l'œuf pendant tout le temps compris entre l'instant de la fécondation et celui de l'accouchement.

UTÉRIN, E. Qui a rapport à la matrice, à l'utérus ; artères, veines utérines, tissu utérin, etc.

V

Ventricule, de ventre, petit ventre. On applique assez communément cette désignation à l'estomac ; on dit aussi les ventricules du cerveau, du cœur, dans le but de définir une cavité particulière ; ventricules du larynx, etc., etc.

Vertiges, tourner. Disposition particulière et maladive de l'encéphale ou du cerveau, par suite de laquelle les objets vous semblent tourner, ou, d'autres fois, vous croyez vous-même, toujours tourner par rapport aux différents objets que vous regardez.

Vésicule, *vesicula*, petite cavité ou poche, petite vessie. Renflements terminaux de certains appareils de sécrétion, vésicules biliaires, vésicules pulmonaires, etc., vésicules de Graaf, lacunes dans lesquelles se développent les œufs de tous les animaux ovipares.

Villosité. Extrémités molles, flexibles des tissus poilus, de certaines expansions vasculaires des membranes muqueuses de l'intestin. On donne encore ce nom aux papilles de la langue, à certaines expansions très-délicates du chorion et du derme.

Vitalité, de *vita*, vie. On exprime généralement par ce substantif l'harmonie avec laquelle s'accomplissent toutes les fonctions qui concourent à la santé des individus, à cette résistance avec laquelle ils peuvent affronter toutes les causes destructives qui réagissent continuellement contre cet équilibre vital.

VITELLIN, NE, qui appartient au *vitellus* ou en dérive. Principes immédiats du jaune de l'œuf. Membrane vitelline, qui enveloppe la vésicule germinative.

VITELLUS. Mot latin destiné à désigner la partie fondamentale de l'œuf ; le jaune est plus spécialement encore, celle qui porte la vésicule germinative, *l'aréa-germinativea* proprement dite. C'est cette partie de l'œuf qui est le centre organisable par excellence.

VIVIFICATEUR, de *vivus* et de *facere*, produire, engendrer, porter la vie, la santé. Se dit en général de toute substance solide ou liquide qui, par son assimilation, est susceptible de contribuer au développement de l'individu, à l'accomplissement de ses fonctions physiologiques ; la chaleur est considérée comme le premier vivificateur physiologique.

BIBLIOGRAPHIE PARTICULIÈRE

———

Des Hermaphrodites et de l'Art d'élever les enfants;
1 vol. Rouen, 1512.

La Manière de nourrir les enfants à la mamelle, par
Abel de Sainte-Marthe. Poëme en vers latins;
1 vol. 1598.

Essai sur l'éducation médicinale des enfants. Brouzet;
2 vol. 1654.

Dissertation sur l'éducation physique des enfants, de
la naissance à la puberté. Ballexserd, de Genève;
1 vol. Yverdun, 1663.

La Callipédie ou l'Art d'avoir de beaux enfants, par
Claude Guillet. Bordeaux, 1663.

De Sauvages. Dissertation sur les funestes effets du nourrissage mercantile ; de la dépopulation causée par les nourrices ; 2 vol. Paris, 1671.

Pahin de la Blancherie. Histoire d'un jeune homme, pour servir à l'école des pères et mères ; 2 vol. Paris, 1675.

Roussel. Système physique et moral de la femme ; 1 vol. Paris, 1675.

Le Nouveau présent de noces ; le Pour et le Contre de la vie humaine, à l'usage des mères qui veulent nourrir leurs enfants ; 1 vol. Amsterdam, 1671.

Éducation des enfants, par J. Locke ; 2 vol., trad. par Coste. 1683.

Philippe Hecquet. Obligation aux femmes de nourrir leurs enfants. 1708.

Avis aux mères qui veulent nourrir leurs enfants. Citoyenne Lerebourg. Paris, 1767.

Du Bonheur. De l'Éducation des Anciens ; 1 vol. Paris et Londres, 1767.

Tissot. Traité de la santé. Paris, 1775.

De l'Homme et de la Femme dans l'état de mariage ; 1 vol. Lille, 1778.

Instruction pour élever et conduire les enfants depuis la naissance ; avis particuliers pour ceux élevés à la main. Unindervood, trad. Paris, 1786.

Alphonse Leroy. Médecine maternelle ou l'Art d'élever et de conserver les enfants ; 1 vol. Paris, 1803.

Robert, jeune. La Mégalanthropogénésie ou l'art de faire de grands et beaux hommes ; 2 vol. 2ᵉ éd. 1803.

J.-J. Drouin. Des moyens de perfectionner l'éducation physique et morale des enfants ; 1 vol. Paris, 1804 ;

Combes – Brossard. L'Ami des mères ; essai sur les maladies des enfants ; 1 vol. Paris, 1819.

F.-S. Rattier. Essai sur l'éducation physique des enfants ; 1 vol. Paris, 1821.

Théodore LÉGER. Manuel des jeunes mères; 1 vol. Paris, 1825.

Docteur SIMON. Traité d'hygiène appliqué à l'éducation de la jeunesse; 1 vol. Paris, 1827.

Docteur DELACOUX. Éducation sanitaire des enfants; 1 vol. Paris, 1829.

Docteur FROISSENT. L'Art d'élever les enfants; éducation physique et morale; 1 vol. Paris, 1833.

Richard de NANCY. Traité de l'éducation physique des enfants, à l'usage des mères de famille; 1 vol. Paris, 1843.

Nathalie de LA JOLAIS. Le Livre des mères de famille et des institutrices; 1 vol. Paris, 1843.

L'abbé DUBEAU (fondateur de l'asile Fénélon). Le Nouveau-né de Paris; 1 vol. Paris, 1849.

DÉCLAT. Hygiène des nouveau-nés; 1 vol. Paris, 1858-59.

CARON. Hygiène des nouveau-nés. 1858.

— Le Code des jeunes mères; 1 vol. in-8°. 1860.

— De l'Éducation des jeunes mères et des nourrices; initiateur. 1861.

— Projet d'amélioration du sort des nouveau-nés; broch. in-8°. 1862.

La Santé des enfants, par la comtesse de SÉGUR; broch. Paris, 1860.

MENVIELLE DE PONSAN. Histoire physiologique et médicale de la femme; 2 vol. 1858.

BALZAC. Physiologie du mariage. 1856.

MICHELET. L'Amour. 1859.

BROCHARD. Les Bains de mer chez les enfants; 1 vol. Paris, 1865.

Mme DUBOIS-DHELBECQ. Amour maternel; conseils aux mères; 1 vol. Paris, 1856.

Caron. Introduction à la Puériculture; 1 broch. in-8°. Paris, 1865.

— Des causes de la mortalité des enfants et des moyens d'y remédier; 1 broch. Rouen, 1865.

— Des parasites de l'homme, de leurs causes et des moyens d'y remédier; 1 broch. Bordeaux, 1865.

J. Béclard. Traité élémentaire de physiologie humaine; 4e édition. 1862,

Béraud et Robin. Eléments de physiologie de l'homme; 2e édition. Paris, 1856.

Ach. Dehous. Lettres à une mère sur l'alimentation du nouveau-né; 1 vol. Valenciennes, 1864.

M.-D. Bouchut. Hygiène des nouveau-nés. Paris, 1864.

TABLE DES MATIÈRES.

Rouen, imprimerie E. ORVILLE, rue de la Vicomté, 13 et 15.